NUTRIÇÃO para Doença de ALZHEIMER

NUTRIÇÃO para Doença de ALZHEIMER

Como utilizar a Nutrição para melhoria da qualidade de vida dos portadores desta doença

Dra. Fernanda Santos Thomaz
Profa. Dra. Renata Furlan Viebig

M.Books do Brasil Editora Ltda.

Rua Jorge Americano, 61 - Alto da Lapa
05083-130 - São Paulo - SP - Telefones: (11) 3645-0409/(11) 3645-0410
Fax: (11) 3832-0335 - e-mail: vendas@mbooks.com.br
www.mbooks.com.br

Dados de Catalogação da Publicação

Thomaz, Fernanda Santos; Viebig, Renata Furlan. Nutrição para Doença de Alzheimer – Como utilizar a nutrição para melhoria da qualidade de vida dos portadores desta doença

2012 – São Paulo – M.Books do Brasil Editora Ltda.

1. Nutrição   2. Saúde   3. Geriatria

ISBN 978-85-7680-185-6

© 2012 M.Books do Brasil Editora Ltda.

Editor: Milton Mira de Assumpção Filho

Produção Editorial: Beatriz Simões Araújo

Coordenação Gráfica: Silas Camargo

Editoração: Crontec

2012
M.Books do Brasil Editora Ltda.
Proibida a reprodução total ou parcial.
Os infratores serão punidos na forma da lei.
Direitos exclusivos cedidos à
M.Books do Brasil Editora Ltda.

Autoras

Dra. Fernanda Santos Thomaz

Graduada em nutrição pelo Centro Universitário São Camilo. Especialista em *Fitness and Sports* pelo *Australian Institute of Applied Sciences* (AIAS) em Brisbane, Austrália. Possui cursos de qualificação profissional em nutrição clínica, esportiva e funcional. É autora de artigos publicados em anais de congressos e revistas científicas nacionais e internacionais. Atualmente é nutricionista responsável pelo atendimento de grandes academias de São Paulo, orientando dietas e suplementação para ganho de massa muscular e melhora do desempenho esportivo, além de programas para redução de peso, dietas auxiliares nos diversos protocolos corporais, gerenciamento de programas de qualidade de vida, consultorias, palestras e *workshops*.

Profa. Dra. Renata Furlan Viebig

Graduada em Nutrição, Especialista em Nutrição Clínica e Dietoterapia, Mestre em Saúde Pública, na área de concentração de Nutrição, pela Faculdade de Saúde Pública da Universidade de São Paulo (FSP/USP), e Doutora em Medicina Preventiva pela Faculdade de Medicina da USP (FMUSP). Possui diversos trabalhos publicados na área de nutrição e qualidade de vida. Atualmente é docente dos cursos de Nutrição da Universidade Presbiteriana Mackenzie e do Centro Universitário São Camilo; tem como linhas de pesquisa nutrição e saúde mental, nutrição clínica e nutrição aplicada à atividade física.

Dedicatória

Dedicamos esta obra, elaborada com muito carinho, aos que vivem a Ciência da Nutrição e têm como objetivo obter e promover a qualidade de vida para o envelhecer mais saudável. E aproveitamos para prestar os mais sinceros votos de nosso profissionalismo, respeito, solidariedade, otimismo e ternura a todos os idosos, os quais merecem toda a benção divina de Deus.

Avó Tota, pais e familiares.

Agradecimentos

A Deus, por mais esta etapa superada.

À Vó Neide e sua independência e alegria de viver!

Aos nossos pais, familiares e amigos pelo imenso apoio, confiança, paciência e incentivo, sempre próximos e presentes.

Aos avôs e avós que enriqueceram esta obra em razão do convívio diário.

À Gretha Borsoi, pela importante colaboração no início deste projeto.

Ao Dr. Miguel Ferrazzano que, com todo amor e dedicação, cuida inexoravelmente dos seus pacientes.

Apresentação

O aumento da expectativa de vida observado nas últimas décadas, na maior parte das nações, vem impulsionando o surgimento de novas pesquisas e desenvolvimento de técnicas sobre os cuidados voltados ao envelhecimento, com o intuito de aumentar a adoção de medidas preventivas eficazes na redução da prevalência e incidência de distúrbios orgânicos advindos de enfermidades crônicas degenerativas, comuns em indivíduos idosos.

Recentemente, a Doença de Alzheimer (DA) tem sido objeto de interesse da comunidade científica, em especial o possível papel da nutrição no seu tratamento e prevenção. Entretanto, ainda é escasso o número de publicações e informações consistentes sobre o assunto, que permitam a tomada de decisões por parte dos profissionais da área da saúde e dos cuidadores com relação à dieta dos portadores dessa doença.

Esta obra foi cuidadosamente elaborada, baseada na literatura científica disponível, com ênfase nos fatores que interferem no estado nutricional dos portadores da Doença de Alzheimer, bem como sobre os cuidados alimentares específicos na enfermidade.

Pretende-se, com esta publicação, complementar os conhecimentos de profissionais de saúde e cuidadores, de forma a proporcionar ferramentas que melhorem o desenvolvimento de planejamentos alimentares equilibrados, direcionados à prevenção e ao tratamento da DA.

Sumário

Introdução 17

Parte 1 – A DOENÇA DE ALZHEIMER 19

Capítulo 1
Compreendendo a Doença de Alzheimer 21
    1.1. Mecanismos da Doença de Alzheimer 22
    1.2. Prognóstico da Doença de Alzheimer 25
    1.3. Principais características da doença em cada estágio 25
    1.4. Causas da Doença de Alzheimer 26
        1.4.1. Idade 27
        1.4.2. Gênero 27
        1.4.3. Aspectos genéticos e hereditários 27
        1.4.4. ApoE 28
        1.4.5. APP 28
        1.4.6. PSEN1 e PSEN2 29
        1.4.7. Outros genes envolvidos com a DA: S100b e cPLA2 29
        1.4.8. Outros fatores de risco 30
        1.4.9. Observações passíveis de nota 30

Capítulo 2
Diagnóstico da Doença de Alzheimer 33
    2.1. Como diagnosticar a doença? 33
    2.2. Medicina nuclear no diagnóstico da DA: o futuro caminho
        da tecnologia 35
    Tratamento farmacológico 37

Parte 2 – NUTRIÇÃO 39

Capítulo 1
Qual é o papel da alimentação na saúde mental do idoso? 41

14 | Nutrição para doença de ALZHEIMER

Capítulo 2
Guia Alimentar para Idosos..**43**
   2.1. Macronutrientes 45
      2.1.1. Carboidratos 45
      2.1.2. Proteínas 46
      2.1.3. Lipídeos 46
   2.2. Micronutrientes 48

Capítulo 3
Nutrientes e a Doença de Alzheimer **49**
   3.1. Antioxidantes... 49
   3.2. Vitamina C 50
   3.3. Vitamina E... 51
      3.3.1. Vitaminas C e E na Doença de Alzheimer 51
   3.4. Carotenoides 52
   3.5. Compostos fenólicos.. 53
   3.6. Outros nutrientes... 55
      3.6.1. Ômega 3 55
      3.6.2. Vitamina D 56
      3.6.3. Fibras alimentares.. 57
      3.6.4. Ácido fólico... 59
      3.6.5. Vitamina B12... 59
      3.6.6. Vitamina B6... 60
      3.6.7. Vitaminas do complexo B e homocisteína 61
   3.7. Neurotransmissores e Doença de Alzheimer............................... 64
   3.8. Alimentos alergênicos.. 71

Capítulo 4
Complicações relacionadas à alimentação decorrente da Doença de Alzheimer **73**
   4.1. Desnutrição energético-proteica 73
   4.2. Desidratação 75
   4.3. Disfagia 76
   4.4. Saúde bucal do idoso 80
   4.5. Saúde bucal e DA 83

Capítulo 5
Cuidadores e alimentação de idosos com DA.....................**85**

5.1. A importância do cuidador na alimentação de indivíduos com DA 85
5.2. Cuidados com o cuidador 86

Parte 3 – RECEITAS PRÁTICAS E NUTRITIVAS 89
Café da manhã 92
    Biscoito de coco integral 93
    Creme de canjica com frutas vermelhas 94
    Granola caseira 95
    Muffin de banana verde e castanha-do-Brasil 95
    Mingau de aveia com leite de quinoa 97
    Panqueca de frutas tropicais 97
    Pão de grãos germinados 98
Refeições principais 101
    Filé de peixe no papillote 101
    Abacaxi havaiano recheado com arroz 102
    Sardinha Escabeche 103
    Pacotinho de berinjela grelhado 104
    Sardinha crocante assada 105
    Arroz integral com cogumelos 106
    Moussaka de grãos de soja 107
    Tomate recheado com quinoa e legumes 108
    Lentilha com legumes 109
    Torta de liquidificador 110
    Hambúrguer de frango com ervas finas 111
    Purê de batata com mandioquinha 111
    Omelete de legumes 112
Sopas e entradas 113
    Salada mista com *croutons* 113
    Salada tropical 114
    Salada de espaguete de 10 minutos 114
    Sopa cremosa de abóbora com ervas finas 115
    Sopa minestrone 116
    Sopa de legumes 117
    Sopa de frango à moda oriental 118
    Canja de galinha 119
    Caldo verde *light* 120
Sobremesas 121

Bolo de banana 121
Pudim de maracujá com morangos frescos 121
Bolo de chocolate com morangos 122
Sorvete de melancia e hortelã 123
Torta de framboesa com chocolate e creme de lavanda 124
Salada de frutas 126
Bolo com uvas-passas e amêndoas 126
Flan de manga 128
Sucos, vitaminas e frapês 129
Suco vitaminado 129
Suco de maçã com gengibre 129
Suco de vegetais 130
Suco de laranja com linhaça 130
Suco de melão com hortelã 131
Suco de *cranberry* 131
Suco de folhas 132
Suco verde 132
Suco verão 133
Suco de mangostão 133
Vitamina de banana 134
Vitamina matinal 134
Vitamina de frutas silvestres 135
Vitamina de uva 136
Frapê de manga e frutas silvestres 136
Frapê refrescante 137
Frapê de morango 137
Frapê de uva 138
Exemplos de cardápios 139
Alimentos integrais, sementes e grãos 141
Por que o uso de sementes e grãos? 141
O que são alimentos integrais? 141
Propriedades terapêuticas de chás populares 148

Considerações finais 151

Referências Bibliográficas 153

Introdução

O fenômeno do envelhecimento da população mundial não é assunto novo, porém tem perpetuado de forma expressiva até os dias de hoje.

O número de pessoas com 60 anos ou mais está aumentando rapidamente. Segundo o Instituto Brasileiro de Geografia e Estatística (IBGE), Censo Demográfico 2010, no Brasil existem mais de 20,6 milhões de indivíduos nesta faixa etária, o que representa 10,8% da população brasileira.

As estatísticas mostram que as perspectivas mundiais são ainda mais alarmantes. Atualmente, 75% dos idosos vivem em países desenvolvidos, porém esta porcentagem será ainda maior nos países em desenvolvimento, onde as estatísticas multiplicarão, podendo chegar até 2 bilhões de idosos em 2050.

Estimativas das Nações Unidas apontam que em 2050 cinco países terão mais que 50 milhões de indivíduos com 60 anos de idade ou mais. São eles: China (437 milhões), Índia (324 milhões), Estados Unidos (107 milhões), Indonésia (70 milhões) e Brasil (58 milhões).

Uma das principais consequências deste fenômeno é a maior prevalência do declínio do funcionamento cognitivo de idosos que se associa a enfermidades como a Doença de Alzheimer (DA), demência vascular, demência frontotemporal, etc. A DA é, por longa margem, a causa mais comum de demência, sendo responsável pela média entre 50% e 70% do total de casos.

Atualmente, estima-se que o possível contingente de indivíduos afetados pela DA é de 15 milhões de pessoas, sendo estimado que essa incidência duplique a cada 5 anos, após os 65 anos de idade. Nos países em desenvolvimento, os estudos populacionais sobre demência são escassos, e ainda não existem estimativas precisas da sua incidência e prevalência.

Na América do Norte, a DA é a quarta causa de óbito na faixa etária compreendida entre 75 e 84 anos de idade e a terceira maior causa isolada de incapacidade. Estudos mostram que uma em cada dez famílias americanas possui um membro com DA (aproximadamente 4,5 milhões de indivíduos afetados), sendo que este contingente poderá atingir 14 milhões de pessoas na metade do século XXI.

Esse parâmetro da população nos leva a uma reflexão dimensional da presente situação disposta nesta obra, de modo que nos faça assumir uma atitude preventiva e educadora, a fim de diminuir incidências futuras correlacionadas à doença como morbidade, disfuncionalidade e mortalidade.

A DA é considerada um dos principais problemas de saúde da atualidade e possui enorme impacto na vida de pacientes, cuidadores, *familiares na sociedade* e sistemas de saúde. Cerca de 50% dos pacientes recebem tratamento em casa, envolvendo em seu cuidado familiares, parentes e amigos.

Invariavelmente, o acompanhamento do paciente traz um enorme estresse emocional, psicológico e financeiro às famílias, considerando que este tratamento tem um gasto relativamente alto, e muitas vezes sem prognóstico de cura e com provável declínio gradativo do funcionamento cognitivo (memória, linguagem, planejamento, habilidades visual-espaciais) e de comportamento (apatia, agitação, agressividade, delírios, etc.), pois o paciente passa a não reconhecer os familiares mais próximos.

Nos próximos capítulos, veremos quais são os mecanismos, as causas, a prevenção e o tratamento da DA e de que forma podemos intervir para que haja melhora das condições de saúde destes indivíduos.

PARTE I

A DOENÇA DE ALZHEIMER

Capítulo 1

Compreendendo a Doença de Alzheimer

Em 1907, Alois Alzheimer descreveu os primeiros processos degenerativos progressivos das funções psicomotoras e cognitivas, desde o aparecimento inicial dos sintomas clínicos até a morte.

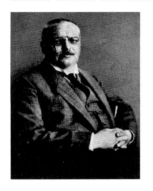

Alzheimer nasceu no dia 14 de junho de 1864, na cidade alemã de Marktbreit, estudou medicina em Berlim, apresentando, em 1887, sua tese doutoral sobre "As glândulas ceruminais". Foi nomeado médico residente no Sanatório Municipal para Dementes e Epilépticos, na cidade de Frankfurt, em dezembro de 1888: sendo logo promovido a médico sênior. Casou-se em 1894 com C. S. Nathalie Geisenheimer, com quem teve três filhos. A esposa veio a falecer em 1901.

A origem do termo "Mal de Alzheimer" deu-se em 1901 quando Dr. Alzheimer iniciou o acompanhamento do caso da Sra. Auguste Deter, paciente no hospital onde trabalhava. Em novembro de 1906, durante o 37º Congresso do Sudoeste da Alemanha de Psiquiatria, na cidade de Tubingen, Dr. Alois Alzheimer faz sua conferência, com o título "uma doença característica do córtex cerebral", ocasião em que relata o caso de sua paciente, Auguste Deter, 55 anos, e o define como uma patologia neurológica, não reconhecida, que cursa com demência, destacando os sintomas de déficit de memória, alterações de comportamento e incapacidade para as atividades rotineiras. Relatou também, mais tarde, os achados de anatomia patológica desta enfermidade, que seriam as placas senis e os novelos neurofibrilares. Dr. Emil Kraepelin, na edição de 1910 de seu Manual de Psiquiatria, descreveu os achados de Dr. Alzheimer, cunhando esta patologia com seu nome, sem saber da importância que esta doença teria no futuro.

Dr. Alois foi acometido de uma grave infecção cardíaca (endocardite bacteriana) em 1913. Seguiu enfermo por dois anos quando no dia 19 de dezembro de 1915 veio a falecer de insuficiência cardíaca e falência renal, na cidade de Breslau na Alemanha.

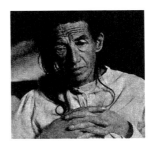

Auguste Deter:
a primeira paciente

A contribuição do Dr. Alzheimer, por várias razões, foi de extrema importância. Nos capítulos seguintes serão abordados os mecanismos, as características e o prognóstico da doença.

1.1. Mecanismos da Doença de Alzheimer

A Doença de Alzheimer é uma enfermidade com alto grau de complexidade, cujos mecanismos patogênicos ainda não foram completamente elucidados. Ela se caracteriza por uma atrofia acentuada (diminuição geral do tecido cerebral) e pela perda localizada de neurônios, principalmente no hipocampo e córtex frontal, conforme podemos observar na Figura 1.

Dois aspectos são característicos da DA: os emaranhados neurofibrilares intraneuronais e as placas amiloides extracelulares.

Os emaranhados neurofibrilares consistem na acumulação intracelular de proteínas específicas denominadas TAU. As proteínas TAU estabilizam os microtúbulos do citoesqueleto neural por um processo de fosforilação e defosforilação. A fosforilação é a adição de um grupo fosfato (PO_4) a uma proteína ou molécula.

Nos neurônios que sofrem degeneração, as proteínas TAU tornam-se hiperfosforiladas de forma aberrante e acumulam-se na forma de filamentos emaranhados helicoidais pareados. Estudos sugerem que o número de emaranhados neurofibrilares correlaciona-se estreitamente com a gravidade da demência.

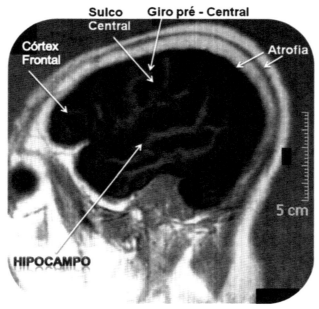

Fonte: Paciente de 89 anos com provável diagnóstico de Doença de Alzheimer. Exame de ressonância magnética de crânio realizado em hospital particular da cidade de São Paulo, 2008.

Figura 1 • Ressonância magnética do encéfalo visto da região sagital mediana, com características visíveis da Doença de Alzheimer: atrofia acentuada, sucos e giros dilatados.

Estes emaranhados neurofibrilares não são exclusivos da doença de Alzheimer; ocorrem também em outras demências como na síndrome de Down, no parkinsonismo pós-encefalítico e, em pequenas quantidades, no cérebro das pessoas idosas.

As placas amiloides, também chamadas de placas senis ou placas neuríticas, consistem no acúmulo da deposição extracelular de peptídeo β-amiloide no parênquima cerebral (tecido que forma a parte funcional do cérebro ou outros órgãos), que ocorre em razão do metabolismo anormal da proteína precursora de amiloide (APP).

A APP é expressa em neurônios de forma predominante, sendo considerada uma das proteínas mais abundantes do sistema nervoso central. Ela pode ser clivada (dividida) em duas vias: amiloidogênica e não amiloidogênica (Figura 2).

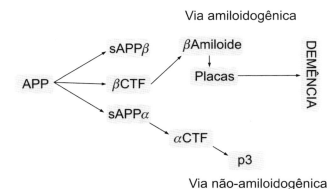

Figura 2 • Hipótese da cascata β-amiloide. Via amiloidogênica e não amiloidogênica da APP. (Esquema adaptado de Zinser et al., 2007)

A proteína precursora de amiloide é dividida por meio da enzima α-secretase, resultando em α-secretase APP (sAPPα) e fragmento C-terminal (α-CTF).

A clivagem da enzima β-secretase 1 (BACE 1) resulta em β-secretase APP (sAPPβ) e fragmento C-terminal (β-CTF). Ambos α-CTF e β-CTF são substratos para o complexo enzimático com atividade γ-secretase. A γ-secretase quebra o α-CTF, conduzindo-o a formação de peptídeos não amiloidogênicos (p3). Enquanto a γ-secretase quebra o β-CTF conduzindo-o à formação de peptídeos β-amiloides, que leva à produção, à agregação e ao depósito de placas senis extracelulares. As placas de β-amiloide não são estruturas uniformes e se localizam conforme o estágio da doença, em razão do desenvolvimento de alterações neuríticas.

Todo este processo resulta em perda da função neuronal, danos no processo sináptico e diminuição da atividade de neurotransmissores, como acetilcolina, noradrenalina, dopamina e serotonina, que consequentemente conduzirão ao comprometimento da memória, coordenação motora e raciocínio, além de perda da capacidade cognitiva, alterações do humor e demência.

Conforme vimos, os mecanismos da DA são bastante complexos e específicos, caracterizados por uma progressão rápida e acentuada da doença. Em sequência, serão discutidos o prognóstico, principais características e origens, de acordo com o estágio de evolução dos pacientes acometidos pela doença.

1.2. Prognóstico da Doença de Alzheimer

A Doença de Alzheimer é uma desordem neurodegenerativa progressiva, cuja retrospectividade é de difícil definição, pois não há uma data preestabelecida para o início dos sintomas, o que implica o momento de avaliar o tempo de progressão da doença.

No entanto, é possível observar que a expectativa de vida de indivíduos doentes costuma ser entre 6 e 12 anos após o início da doença. A morte ocorre frequentemente por complicações como: acidentes, quedas com traumatismo craniano, disfagia (dificuldade de deglutição), o que pode levar à broncoaspiração, pneumonia ou embolia pulmonar, desnutrição e imobilidade (restrição ao leito com movimentos limitados), o que torna o paciente mais propício a infecções e escaras. A infecção urinária e a pneumonia são frequentemente observadas em pacientes com DA.

1.3. Principais características da doença em cada estágio

As demências são caracterizadas por um declínio progressivo da capacidade mental, nas quais a memória, a reflexão, o juízo, a concentração e a capacidade de aprendizagem estão comprometidos, podendo ocorrer uma deterioração gradual de personalidade.

A DA é classificada em três estágios: inicial (ou leve), intermediário (ou moderado) e grave (ou final), de acordo com a gravidade do comprometimento cognitivo e com o grau de independência do indivíduo.

a) **Estágio inicial:** caracterizado por problemas moderados de memória, tais como esquecimento de nomes e de números de telefone, o que pode levar a uma queda no desempenho de tarefas da vida diária, trabalho, lazer e atividades sociais. Porém o indivíduo ainda é capaz de levar uma vida independente. Nessa fase, observa-se um transtorno da memória recente, ou seja, uma diminuição da capacidade de aprender novas informações e lembrar-se de fatos recentes.

b) **Estágio intermediário:** a dificuldade de nomeação e compreensão se acentua. Ocorre perda marcante da memória e da atividade cognitiva, deterioração das habilidades verbais, alterações de comportamento, como frustração, impaciência, inquietação, agressão verbal e física, alucinações e delírios.

Nessa fase, o indivíduo perde a capacidade do convívio social autônomo. Acaba se perdendo com facilidade, tem tendência a fugir ou perambular pela casa. Torna-se mais difícil interpretar os estímulos (tato, paladar, visão e audição), acompanhado de perda de apetite, incapacidade para ler e alucinações visuais e auditivas. Os movimentos passam a ser cada vez menos frequentes, precisos e coordenados. A insônia pode se tornar um problema, pelo fato de a diferença entre dia e noite ter perdido o significado. A noção de tempo e espaço é afetada. Além disso, inicia-se a perda da função do controle da bexiga.

c) **Estágio grave ou final:** as funções cognitivas desaparecem quase completamente. Todas as funções linguísticas encontram-se comprometidas. Ocorre uma intensa redução da produção oral e da compreensão. O paciente tem perda do controle da bexiga e do intestino, tende a ficar mais sentado ou deitado e ocorre o enrijecimento das articulações. O paciente fica cada vez mais vulnerável a doenças como pneumonia e úlceras de decúbito (escaras) pelo o fato de ficar sentado ou deitado por períodos prolongados.

1.4. Causas da Doença de Alzheimer

A causa ou etiologia da Doença de Alzheimer é multifatorial, em que há características genéticas que, em associação com fatores ambientais que ainda não estão completamente identificados, levam à perda progressiva da função cognitiva e às manifestações clínicas da doença. No entanto, os fatores de risco já demonstrados por estudos epidemiológicos são: idade, histórico familiar positiva, histórico de depressão, tabagismo, história pregressa de Acidente Vascular Cerebral, traumatismo craniano pregresso e presença de síndrome de Down.

Recentemente, muitos estudos têm enfocado a importância de outros potenciais fatores de risco para a DA, em especial socioeconômicos, de estilo de vida e clínicos como: baixo nível de escolaridade e renda, associação com doenças cardiovasculares, diabetes mellitus, sedentarismo e hábitos alimentares inadequados.

1.4.1. Idade

O fator de risco mais bem conhecido e aceito universalmente é a idade. Aceita-se que a DA seja uma doença idade-dependente, ou seja, à medida que a idade avança, maior é a probabilidade de sua ocorrência. Esse fato é tão bem estabelecido que alguns autores se questionam se a DA não seria nada mais que um processo de envelhecimento acelerado, exacerbado e de aparecimento prematuro.

1.4.2. Gênero

Alguns trabalhos sugerem que a doença afeta mais as mulheres do que os homens. Outros estudos concluíram que o risco de desenvolver DA é de 12% a 19% para mulheres com idade superior a 65 anos e de 6% a 10% para homens da mesma idade.

No entanto, deve-se levar em consideração que as mulheres, enquanto grupo, vivem mais tempo do que os homens. Isso significa que, se os homens vivessem tanto tempo como as mulheres, o número afetado pela DA seria sensivelmente igual.

1.4.3. Aspectos genéticos e hereditários

O fator genético é considerado atualmente como preponderante na etiopatogenia da DA entre diversos fatores relacionados. Cerca de um terço dos casos de DA apresenta familiaridade e comporta-se de acordo com um padrão de herança monogênica autossômica dominante.

A chance de um indivíduo apresentar a doença, tendo pai ou mãe acometido por esta, é de 50%. Tipicamente essas pessoas começam com os sintomas antes dos 60 anos. Entretanto, a forma mais comum de apresentação da DA é a esporádica, ou seja, aquela onde não existe um histórico familiar evidente.

O risco de um parente de primeiro grau desenvolver a DA dependerá da longevidade. Um estudo norte-americano estimou que o risco seria de 5% aos 70 anos e de 33% aos 90 anos de idade.

1.4.4. ApoE

A apolipoproteína E (ApoE) é uma proteína plasmática presente em algumas lipoproteínas – conjunto de proteínas e lipídeos que aperfeiçoa o transporte de lipídeos no sangue.

A ApoE apresenta extensível função no reparo de danos excessivos aos neurônios, por meio da redistribuição dos lípides aos axônios – parte do neurônio responsável pela condução de impulsos elétricos – e regenerando as células de Schwann, de forma a restabelecer as conexões sináptico-dendríticas.

O gene ApoE humano está localizado no cromossomo 19 e é sintetizado em uma variedade de órgãos, especificamente no fígado (o maior órgão sintetizador), seguido do cérebro.

Atualmente, sabe-se que a ApoE apresenta três alelos principais, sendo o alelo polimórfico *ε4* o maior fator de risco genético para o desenvolvimento da DA tanto de início precoce como tardio. Esse alelo está representado em excesso nos indivíduos com DA, quando comparados com a população em geral. A herança de um ou dois desses alelos eleva até cinco vezes a probabilidade de desenvolvimento da doença. Devemos lembrar, porém, que a variante ε4 do gene ApoE é um fator de risco e não uma causa determinante de DA. Existem indivíduos que possuem os dois alelos de ApoE na forma ε4, mas não apresentam DA, e também indivíduos que apresentam apenas alelos ε2 ou ε3 (outros alelos principais da ApoE), mas encontram-se acometidos pela DA.

Um estudo, realizado por Irie e colaboradores (2008), mostrou-se relevante para o declínio da função cognitiva e de demência, em razão da correlação de diabetes mellitus tipo 2 e ApoE4. Este estudo sugere um aumento do risco de demência em pacientes com ambos (diabetes mellitus tipo 2 e ApoE4) em relação ao grupo controle.

No entanto, os fatores de risco para o desenvolvimento precoce da doença também já foram associados às mutações em outros genes (tais como APP, PSEN1 e PSEN2), vejamos adiante.

1.4.5. APP

A proteína precursora de amiloide (APP), quando fragmentada, origina partículas denominadas proteína β-amiloide, composta de 42 aminoácidos. Geralmente, as mutações ou polimorfismos ocorrem quando há trocas de aminoácidos no gene da APP. A primeira mutação de troca de aminoácido correlacionada com DA foi a "London mutation" (V717I), encontrada em poucos pacientes.

Conforme citado anteriormente, o acúmulo da proteína β-amiloide resultará na formação de fibras amiloides gerando as placas senis.

1.4.6. PSEN1 e PSEN2

As presenilinas 1 (PSEN1) e presenilinas 2 (PSEN 2) são proteínas cujas mutações estão relacionadas a alterações na fragmentação da APP, aumentando a produção de β-amiloide e originando casos de Alzheimer de início precoce. A PSEN1 está relacionada ao processo inflamatório observado na placa amiloide e pode interferir no processo de apoptose; já as mutações no gene da PSEN2 podem aumentar a velocidade do processo de neurodegeneração.

1.4.7. Outros genes envolvidos com a DA: S100b e cPLA2

A proteína S100b é expressa no sistema nervoso central e periférico e parece estar relacionada à manutenção neuronal, participando também no processo cognitivo cerebral e na síntese da APP. Estudos do efeito do acúmulo de β-amiloide indicam que uma das principais consequências é uma alteração homeostática, mais particularmente um excesso de entrada de cálcio nos neurônios, o que poderia contribuir para disfunção e morte neuronal.

É sabido que a enzima fosfolipase A2 (PLA2) influencia decisivamente o processamento e a secreção da APP. Uma inibição da PLA2 reduz a secreção da APP da membrana, enquanto uma ativação da PLA2 aumenta a liberação da APP no meio extracelular.

Um episódio patogênico importante na DA é a iniciação e a proliferação da resposta inflamatória cerebral, onde ocorre a ativação da fosfolipase A2 citosólica (cPLA2); assim, existe uma correlação entre a DA e a diminuição da atividade da PLA2.

Assim, o estudo da cPLA2 e de outras proteínas relacionadas à sua via metabólica e excitotoxidade é importante para que se possa compreender melhor os múltiplos aspectos envolvidos no desenvolvimento da DA.

1.4.8. Outros fatores de risco

Estudos indicam que fatores como etnia, profissão, situações geográficas e socioeconômicas não são determinantes da doença. No entanto, os dados sugerem que pessoas com baixo nível de escolaridade estão mais propícias ao desenvolvimento da DA, e que pessoas com elevado nível de educação estão menos propícias ao desenvolvimento.

Uma variedade de mecanismos tem sido apontada para explicar a associação entre posição socioeconômica ao longo da vida e demência. Um dos possíveis caminhos – a hipótese da reserva cognitiva – sugere que a exposição a atividades mentais mais complexas, como atividades educacionais e ocupacionais desafiadoras, ao longo da vida de um indivíduo, aumentaria a capacidade de o cérebro resistir a estresses e danos, e consequentemente diminuiria o risco de demência. A educação também poderia disparar uma cascata de eventos que reduzem o risco de danos cerebrais, como um estilo de vida mais saudável (atividade física, menor consumo de álcool, não ser tabagista) e menor risco de doença cardiovascular.

Alguns estudos também apontam que indivíduos afro-americanos e alguns grupos hispânicos também apresentam um risco maior para o desenvolvimento da DA, embora esta hipótese ainda não tenha sido completamente elucidada.

1.4.9. Observações passíveis de nota

Em 1948, George A. Jervis foi o primeiro a reconhecer uma associação genuína entre a DA e a síndrome de Down. Entretanto, seus resultados permaneceram na obscuridade por mais de 10 anos, até que alguns neuropatologistas reafirmaram esta intrigante associação.

A descoberta levou ao conhecimento do primeiro gene da DA no cromossomo 21, que é o cromossomo extra, envolvido na síndrome de Down.

Os indivíduos com síndrome de Down apresentam envelhecimento prematuro e praticamente todos demonstram os sinais clínicos e neuro-patológicos confirmados da DA, entre 40 e 50 anos de idade.

A estruturação de fatores condicionantes da doença, denominada multifatorialidade, não é um simples resultado da justaposição. A associação dos fatores é sinérgica, isto é, os fatores agem em conjunto aumentando significativamente o risco da doença quando comparado aos fatores de forma isolada.

Em seguida, veremos como diagnosticar e realizar o tratamento farmacológico dos fatores previamente vistos.

Capítulo 2

Diagnóstico da Doença de Alzheimer

2.1. Como diagnosticar a doença?

Diagnosticar a DA não é uma tarefa simples para clínicos, psiquiatras e psicólogos. De acordo com as recomendações do Departamento Científico de Neurologia Cognitiva e do Envelhecimento da Academia Brasileira de Neurologia (2005), os critérios mais utilizados para diagnóstico da DA são os do NINCDS-ADRDA (Institutos Nacionais de Saúde dos Estados Unidos — Associação de Doença de Alzheimer e Doenças Relacionadas) e o DSM-IV (Manual Diagnóstico e Estatístico de Transtornos Mentais), publicado pela Associação Psiquiátrica Americana (APA) em Washington, 1994. Segundo estes critérios, o diagnóstico da doença deve ser estabelecido por uma avaliação clínica, documentado por exames de triagem e confirmado por testes neuropsicológicos. Os pacientes devem apresentar comprometimento progressivo em duas ou mais funções neuropsicológicas. Estas alterações devem prejudicar significativamente as atividades da vida diária.

O mesmo consenso recomenda os seguintes exames complementares: hemograma completo, concentrações séricas de ureia, creatinina, tiroxina livre, hormônio tireoestimulante, albumina, enzimas hepáticas, vitamina B12 e cálcio, reações sorológicas para sífilis e, para pacientes com idade inferior a 60 anos, sorologia para HIV. Exame do líquido cefalorraqueano pode ser indicado em situações particulares.

Utiliza-se, frequentemente, para avaliação do estado mental, um teste simples denominado de Miniexame do Estado Mental (*Mini-Mental State Examination*), conforme mostra a Figura 3.

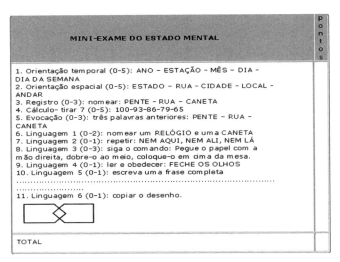

Figura 3 • Método diagnóstico: miniexame do estado mental de pacientes portadores da DA. (Alzheimermed, 2008)

O teste implica que a pessoa responda às perguntas, para que desta forma sua saúde mental seja examinada, avaliando a orientação temporal e espacial, memória de curto prazo (imediata ou atenção) e evocação, cálculo, praxia e habilidades de linguagem.

Existem três possibilidades para um diagnóstico da DA: Doença de Alzheimer possível, provável e definitiva.

a) **Doença de Alzheimer possível:** o diagnóstico baseia-se na observação de sintomas clínicos e na deterioração de duas ou mais funções cognitivas (por exemplo, memória, linguagem ou pensamento) quando existe uma segunda doença que não seja considerada como causa de demência, mas que torna o diagnóstico da DA menos certo.

b) **Doença de Alzheimer provável:** o diagnóstico é classificado em provável com base nos mesmos critérios utilizados no diagnóstico da Doença de Alzheimer possível, mas na ausência de uma segunda doença.

c) **Doença de Alzheimer definitiva:** a identificação de placas e entrançados característicos no cérebro é a única forma de confirmar, com certeza, o diagnóstico da DA. Por este motivo, o terceiro diagnóstico, determinante da DA, só pode ser efetuado por meio de biopsia do cérebro.

Outro parâmetro potencialmente útil para o diagnóstico e acompanhamento da evolução clínica da DA é o tempo de reação (TR) motor, que permite medir o tempo de processamento das informações das várias etapas envolvidas em uma tarefa cognitiva pelo sistema nervoso central. Os testes com medida de tempo de reação são sensíveis para avaliar a integridade do sistema nervoso central.

2.2. Medicina nuclear no diagnóstico da DA: o futuro caminho da tecnologia

A tomografia computadorizada e a ressonância magnética são utilizadas desde o século XIX para o diagnóstico de DA não definitivo. Com a finalidade principal de excluir outras doenças cerebrais e outros tipos de demência, esses exames contribuem positivamente para o processo de investigação de quadros demenciais. Entretanto, métodos inovadores têm propiciado a obtenção de imagens precisas do cérebro em atividade, como a anatomia estrutural, metabólica e neuroquímica de diversos transtornos neuropsiquiátricos.

A tomografia por emissão de pósitrons (*Positron Emission Tomography/Computer Tomography* – PET/CT) é o exame imagiológico com a maior taxa de crescimento dos últimos anos e grandes expectativas futuras sobre o processo diagnóstico de algumas doenças.

Este exame reúne os recursos diagnósticos da medicina nuclear (PET) e da tomografia computadorizada (CT), sobrepõe as imagens metabólicas (PET) às imagens anatômicas (CT), produzindo assim um terceiro tipo de imagem.

No PET injeta-se uma dose de substância radioativa (traçadora), geralmente um composto análogo à glicose, facilmente absorvido pelas células, incluindo as cerebrais, em que as células mais necessitadas de mais energia irão absorver as substâncias traçadoras mais facilmente.

O átomo de flúor, por ser radioativo, emite uma espécie de elétron de carga elétrica positiva, chamado *pósitron*, que quando se choca bruscamente com o elétron, libera raios gama que são captados pelo PET. Quando outra partícula de átomo emite *fóton* em vez de *pósitron*, o método é chamado SPECT (*Single photo emission computed tomography* – Tomografia por emissão de fóton único).

Segundo Clark e outros (2011), estudos sugerem que a β-amiloide apresenta uma alta afinidade pelo radiofármaco *Florbetapir* do átomo de flúor *18*. A *Florbetapir* F^{18} é um dos agentes marcadores de imagem PET mais estudados do momento para a identificação de placa de amiloide nos tecidos neurais.

Conforme já visto, o acúmulo significativo de placas de amiloide está relacionado ao declínio mais rápido de memória e à atrofia cerebral. Neste contexto, a *Florbetapir* F^{18} está sendo estudada para o uso clínico de rotina. No entanto, estudos adicionais são necessários para que este método seja considerado um bom preditor na progressão e no diagnóstico clínico da DA.

Atualmente, as modalidades do PET/CT e SPECT/CT permitem determinar a severidade e a extensão de determinadas doenças, inclusive a DA, identificando seus riscos relativos para aprimorar o monitoramento do paciente em tratamento de maneira mais simples, precisa e personalizada.

Contudo, a tomografia por emissão de pósitrons certamente representa hoje um dos maiores avanços tecnológicos no diagnóstico médico por imagens, sendo promissor em Medicina Nuclear e uma esperança para o futuro do processo diagnóstico da DA. Não obstante, estudos complementares são necessários para a melhor compreensão de mecanismos que envolvem o uso mais adequado do PET/CT e SPET/CT.

Tratamento Farmacológico

O tratamento farmacológico para pessoas com DA e qualquer outro tipo de demência é apenas sintomático. Atualmente, não existe tratamento capaz de interromper o curso da DA e as intervenções que objetivam alterar a progressão da doença são ineficazes. No estágio avançado da demência, os tratamentos com medicamentos são ainda muito insatisfatórios.

No entanto, pode-se fazer muito pelo paciente e por seus familiares. Para se obter bons resultados, o tratamento deve abordar uma intervenção interdisciplinar associado ao paciente, familiares, cuidadores e profissionais qualificados. As metas prioritárias do tratamento são: melhorar a qualidade de vida, maximizar o desempenho funcional dos pacientes e promover o mais alto grau de autonomia factível em cada um dos estágios da doença.

O tratamento farmacológico dos sintomas comportamentais e psicológicos geralmente é controlado por meio de antipsicóticos (neurolépticos típicos e atípicos), antidepressivos, ansiolíticos, sedativos, estabilizadores de humor do grupo dos anticonvulsivantes e IchEs, sendo estes não são indicados especificamente para o tratamento comportamental e psicológico. Os sintomas que parecem responder melhor à medicação neuroléptica são agitação (agressão física, comportamentos violentos, hostilidade) e psicose (alucinações, delírios). Recentemente, tenta-se estudar a resposta diferenciada da psicose na DA (delírios e alucinações).

Contudo, o tratamento de sintomas da DA inclui abordagens não farmacológicas e o não sucesso da destas poderá implicar um tratamento farmacológico, que deverá ser feito somente sob prescrição médica.

Inúmeras são as pesquisas que buscam novas abordagens terapêuticas para o tratamento da DA. Os trabalhos científicos relacionados à doença estão cada vez mais próximos da descoberta de drogas promissoras no cuidado e na profilaxia de doenças neurodegenerativas, o que gera novas perspectivas para pacientes com diagnóstico da DA.

Atenção: o uso de qualquer tratamento farmacológico deve somente ser feito sob prescrição médica.

PARTE II

NUTRIÇÃO

Capítulo 1

Qual é o papel da alimentação na saúde mental do idoso?

A investigação do possível papel da alimentação na preservação do funcionamento cognitivo e na prevenção de demências é extremamente recente e controversa. Em pesquisas realizadas nas últimas décadas, alguns profissionais demonstraram uma importante associação entre os nutrientes e a química cerebral, mas há ainda muito a ser estudado.

Acredita-se que exista uma grande relação entre a alimentação e seus efeitos cerebrais, o que leva a alterações neurológicas importantes, ocasionadas por desequilíbrios na neurotransmissão. Desta forma, o papel da dieta na prevenção e etiologia do declínio cognitivo tem recebido atenção especial pela comunidade científica.

Cuidados especiais com a alimentação devem ser considerados, uma vez que a perda ponderal e a caquexia são frequentes achados clínicos em portadores da DA, mesmo quando é oferecida uma ingestão energética adequada ao paciente.

Os graves transtornos neurológicos que alteram os mecanismos e as capacidades cognitivas e motoras do doente podem ter uma influência negativa na sua evolução clínica e bem-estar, resultando em um inadequado estado nutricional.

Os pacientes também podem apresentar diversas complicações para conseguir se alimentar, entre elas períodos de disfagia, anorexia, perda da habilidade de mastigação e deglutição, além de ter alteração na capacidade de obter alimentos, prepará-los e levá-los à boca.

Todas essas alterações fazem com que seja primordial a manutenção de um estado nutricional adequado em idosos com comprometimento cognitivo, por meio de uma alimentação balanceada e individualizada.

Capítulo 2

Guia Alimentar para Idosos

As recomendações da pirâmide alimentar para idosos são consideradas um guia alimentar importante para indivíduos saudáveis acima dos 60 anos de idade (Figura 4).

A análise desta pirâmide nos proporciona a compreensão dos conceitos básicos de uma dieta saudável para a população idosa em geral: quantidade, qualidade, harmonia e adequação.

Segundo a pirâmide, as principais recomendações para pessoas com 60 anos ou mais são:

- consumo de frutas e vegetais de cores vibrantes como: amora e mirtilo, cenoura e brócolis;
- ingestão de alimentos ricos em fibras, com baixa concentração de gorduras e açúcares refinados;
- consumo diário de líquidos, principalmente água;
- possível suplementação de alguns nutrientes como: cálcio, vitamina D (para reduzir principalmente os riscos de fraturas ósseas) e vitamina B12;
- consumo de grãos e cereais integrais, castanhas, produtos lácteos (de preferência isentos de gorduras saturadas) ovos e carnes magras;
- praticar atividade física regularmente como: caminhar, passear no parque ou realizar tarefas de casa.

A visão que a pirâmide alimentar para idosos nos traz é muito interessante em um conceito global e inespecífico, pois objetiva a redução de carências nutricionais e transtornos relacionados a uma alimentação inadequada.

No entanto, sabe-se que para garantir e otimizar a qualidade da dieta devemos respeitar a individualidade bioquímica de cada um, nos atentando às características únicas e específicas de cada indivíduo.

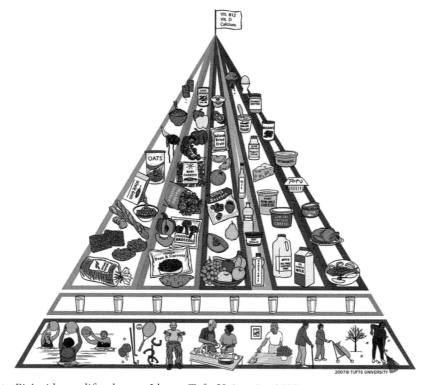

Fonte: Pirâmide modificada para Idosos. Tufts University, 2007

Figura 4. Pirâmide alimentar para idosos

Para o idoso, a nutrição adequada é fundamental para a manutenção da saúde e promoção na qualidade do envelhecimento, sendo este um dos estágios biológicos mais vulneráveis do nosso ciclo da vida.

Para melhor compreender os princípios básicos de uma alimentação saudável, devemos conhecer os principais nutrientes que compõem uma dieta completa e equilibrada. Esses nutrientes desempenham papéis de extrema importância em nosso organismo. Desta forma, faz-se necessário uma abordagem mais detalhada do tema.

2.1. Macronutrientes

Os *macronutrientes* (carboidratos, proteínas e lipídeos ou gorduras) são compostos essenciais, pois fornecem energia ao nosso organismo.

2.1.1. Carboidratos

O carboidrato é um macronutriente e é a principal fonte energética para o organismo, uma vez que sua degradação possibilita a liberação de energia química para a formação de trifosfato de adenosina (ATP – energia). O ATP é o principal combustível para o cérebro, medula, nervos periféricos e células vermelhas do sangue. Por esse motivo uma ingestão insuficiente de carboidratos pode trazer prejuízos ao sistema nervoso central e ao organismo como um todo.

A classificação de carboidratos é designada de acordo com a sua estrutura molecular, numa série de grupos dos quais alguns são de muita importância, como os monossacarídeos (glicose, frutose e galactose); os dissacarídeos, que são a combinação de dois monossacarídeos (sacarose, maltose e lactose); e os polissacarídeos, ou carboidratos complexos, que representam as grandes cadeias de monossacarídeos (amido, maltodextrina e fibras).

A Organização Mundial da Saúde (OMS) preconiza a ingestão diária de açúcar livre inferior a 10% do valor energético total da dieta, e a redução significativa do consumo excessivo de carboidratos, especialmente os monossacarídeos e produtos refinados com baixo teor de fibras, vitaminas e minerais.

O nível de glicose no sangue após a alimentação pode ser influenciado não somente pela quantidade, mas também pela natureza do carboidrato da dieta. Assim, os carboidratos complexos devem compor cerca de 60% da dieta. É importante dar preferência aos alimentos ricos em fibras e minerais, tais como: frutas, legumes, verduras e produtos integrais (farelo de aveia, quinoa, amaranto, gergelim e arroz integral).

2.1.2. Proteínas

As proteínas são macromoléculas complexas essenciais para o organismo humano, constituídas por uma estrutura de diferentes aminoácidos, devendo, portanto, estar presentes na alimentação em quantidades adequadas.

Além do aspecto quantitativo, deve-se levar em consideração o aspecto qualitativo da ingestão de proteínas, ou seja, seu valor nutricional, que dependerá de sua composição, digestibilidade, biodisponibilidade de aminoácidos essenciais (que o nosso organismo não é capaz de produzir), ausência de toxicidade e de fatores que possam reduzir a biodisponibilidade destes aminoácidos.

A proteína considerada de boa qualidade ou de alto valor biológico é aquela que fornece maior digestibilidade e quantidades adequadas de aminoácidos essenciais, como: isoleucina, leucina, lisina, metionina, fenilalanina, treonina, triptofano, histidina e valina. A ausência ou a deficiência de um ou mais aminoácidos interfere no processo de formação da proteína, podendo levar à caracterização da dieta aproteica (dieta deficiente de proteína).

As proteínas de origem animal (carnes, aves, peixes, leite e produtos lácteos e ovos) são consideradas de alto valor biológico, enquanto as de origem vegetal, como as leguminosas (feijão, lentilha, ervilha, grão de bico), são consideradas de baixo valor biológico. Entretanto, alimentos de origem vegetal, como quinoa, soja e amaranto, também são considerados importantes fontes de proteína de boa qualidade.

Atualmente, entende-se que uma mistura proteica de boa qualidade ou de alto valor biológico é aquela que fornece boa digestibilidade, quantidades adequadas de aminoácidos essenciais e de nitrogênio total (outro componente das proteínas).

2.1.3. Lipídeos

Os lipídeos ou gorduras são macronutrientes que desempenham funções energéticas, estruturais e hormonais no organismo.

A maioria dos lipídeos é derivada ou possui em sua estrutura ácidos graxos (AG). Assim, os AG são compostos integrantes de quase todos os lipídeos, sendo que o que os diferem são os tipos de ligações saturadas ou insaturadas.

Os AG insaturados são aqueles que contêm uma ou mais duplas ligações ao longo da cadeia e, em geral, se apresentam em estado líquido na temperatura ambiente. Os AG saturados são aqueles que não possuem dupla ligação entre seus átomos de carbono ou outro grupo funcional ao longo da cadeia.

Alguns AG são denominados essenciais por não ser sintetizados pelo organismo humano, devendo ser obtidos por meio da dieta como ômega 6 ou ácido linoleico e ômega 3 ou ácido α-linolênico, encontrados em linhaça, nozes, óleo de canola e peixes como atum, anchova, carpa, arenque, salmão e sardinha.

Os ácidos graxos trans são um tipo específico de gordura formada por um processo de hidrogenação industrial de óleo vegetal, que são líquidos à temperatura ambiente, mas com o processamento se tornam uma gordura de consistência mais firme. Desta forma, a gordura hidrogenada é amplamente utilizada pela melhora da palatabilidade e textura, além do aumento da vida de prateleira dos produtos, por isso é considerada alvo de grande interesse pela indústria.

A gordura hidrogenada também é usada por redes de *fast-food* e restaurantes para fazer frituras. Produtos como margarinas, sorvetes cremosos, biscoitos, bolos, tortas, pães, salgadinhos, pipoca de micro-ondas, bombons, e outros que contenham gordura hidrogenada, geralmente são fonte de gordura trans.

Muitos estudos sugerem que uma dieta pobre em ácidos graxos trans e saturados, e com alto teor de ácidos graxos poli-insaturados (ex.: nozes, linhaça, salmão, atum, sardinha e bacalhau) e monoinsaturados (ex.: abacate, azeite, amendoim e óleo de canola) encontra-se associada a baixo risco de doenças vasculares, podendo este benefício também se estender para a prevenção do declínio cognitivo e DA.

2.2. Micronutrientes

Os *micronutrientes* (vitaminas e minerais), água e fibras alimentares são responsáveis pela manutenção, equilíbrio funcional e bioquímico do organismo. Embora requeridos em pequenas quantidades, devem estar presentes diariamente na nossa alimentação, pois são fundamentais para a formação de enzimas vitais a determinados processos bioquímicos, como a formação de hormônios reguladores, neurotransmissores, anabolismo (síntese de substâncias diversas) ou a digestão (enzimas digestivas, ácido clorídrico, suco digestivo).

Atualmente, acredita-se que a deficiência de micronutrientes em idosos é significamente mais agravante, pois com o envelhecimento há um aumento na formação de radicais livres, substâncias que trazem prejuízos no funcionamento adequado do organismo.

Os radicais livres são átomos ou moléculas altamente reativas que contêm número ímpar de elétrons. No nosso organismo, os radicais livres são produzidos pelas células, durante o processo de combustão do oxigênio utilizado para converter nutrientes em energia.

Os radicais livres podem danificar as células sadias do nosso corpo. Entretanto, nosso organismo possui enzimas antioxidantes (superóxido dismutase (SOD), catalase (CAT) e glutationa (GSH)) que podem combater a produção excessiva de radicais livres. Porém, muitas vezes, este sistema não é capaz de evitar este estresse oxidativo, sendo necessária a ingestão de antioxidantes provenientes da dieta.

A seguir, no capítulo 3, serão apresentadas evidências científicas voltadas ao aumento da produção de radicais livres ou estresse oxidativo, e como isso pode contribuir para a ocorrência da DA. Nesse capítulo, serão discutidos também os possíveis papéis de micronutrientes que auxiliam no combate de excesso de radicais livres, chamados antioxidantes, como vitaminas C e E, carotenoides e compostos fenólicos (flavonoides).

Capítulo 3

Nutrientes e a Doença de Alzheimer

Atualmente, não há evidências científicas suficientes para afirmar que um determinado alimento trate ou previna o desenvolvimento da DA. No entanto, acredita-se que substâncias como antioxidantes (vitaminas E e C, carotenoides e compostos fenólicos – flavonoides), ácido fólico, vitaminas B12 e B6, ômega 3, vitamina D e fibras alimentares podem auxiliar no adequado direcionamento para melhorar a qualidade de vida das pessoas acometidas pela DA.

No entanto, vale ressaltar que não devemos pensar em nutriente de maneira isolada. Os nutrientes agem em sinergismo na formação de neurotransmissores, por exemplo. E, para a sua produção, precisamos de cofatores dependentes de vitaminas e minerais, necessários também para a síntese de enzimas, hormônios e outros. Portanto, todos os nutrientes são considerados fundamentais para o bom funcionamento do organismo. A extraordinária busca pelo alimento nutritivo torna-se obrigatória para obter o máximo de equilíbrio possível, a fim de evitar deficiências ou toxicidades que comprometerão a saúde como um todo. Neste capítulo, veremos algumas evidências científicas e explicações referentes a determinadas substâncias que auxiliam no processo de prevenção da doença e alguns mecanismos que as envolvem.

3.1. Antioxidantes

O processo neurodegenerativo que ocorre na demência e na DA é caracterizado pela deposição de peptídeo β-amiloide em placas difusas e neuríticas, com redução significativa de ferro e cobre no tecido cerebral. A deposição do peptídeo β-amiloide pode aumentar ainda mais os danos causados ao cérebro, uma vez que as lesões encontradas no cérebro destes pacientes são tipicamente associadas à exposição a radicais livres.

O desequilíbrio entre radicais livres e enzimas antioxidantes (chamado estresse oxidativo) resulta na indução de danos celulares, que pode conduzir a diversas formas de danos celulares e sua cronicidade pode estar envolvida com a etiogênese ou com o desenvolvimento de numerosas doenças, como a aterosclerose, a doença de Parkinson e a doença de Alzheimer.

Os antioxidantes apresentam um papel importante na patogenia das demências e da DA. Eles podem ser definidos como substâncias capazes de retardar ou inibir a oxidação de substratos oxidáveis, podendo estes ser enzimáticos ou não enzimáticos, tais como: α-tocoferol (vitamina E), betacaroteno, ascorbato (vitamina C) e os compostos fenólicos (flavonoides). As concentrações plasmáticas de antioxidantes parecem ser mais baixas em indivíduos com declínio cognitivo e demência.

Estudos sugerem que o consumo de antioxidantes naturais pode combater os processos oxidativos que favoreceriam o desenvolvimento das demências, podendo ainda prevenir ou retardar a progressão destas.

3.2. Vitamina C

A vitamina C (também conhecida como ácido ascórbico) é um cofator para o funcionamento de enzimas envolvidas na biossíntese do colágeno, hormônios adrenais, carnitina, metabolismo da tirosina e de neurotransmissores, participando também do processo da inativação de radicais livres.

Esta vitamina também auxilia na absorção e utilização do ferro não heme (um tipo de ferro presente em alimentos de origem vegetal, como feijões, ervilha, lentilhas e grão-de-bico).

Conforme podemos observar, a vitamina C é essencial para o desenvolvimento e o funcionamento adequado do organismo. Sua deficiência está relacionada a sintomas clínicos, tais como: cabelos fracos e quebradiços, hemorragias, fraqueza muscular, gengivites, anemia, falta de apetite, inchaço nas articulações, confusão mental e histeria.

As principais fontes de vitamina C são: acerola, caju, *goji berry*, *camu camu*, abacaxi, laranja, kiwi, limão, maracujá, manga, morango, tangerina, brócolis, pimentão verde e vermelho, repolho e tomate.

3.3. Vitamina E

A vitamina E é um componente dos lipídeos encontrado na natureza em quatro formas, sendo o a-tocoferol a forma antioxidante amplamente distribuída nos tecidos e no plasma.

Recentes evidências sugerem que essa vitamina impede ou minimiza os danos provocados pelos radicais livres associados a doenças específicas, como o câncer, a artrite, a catarata e o envelhecimento.

A deficiência de vitamina E resulta na degeneração das colunas posteriores da medula e de células nervosas das raízes dos gânglios dorsais (degeneração neural seletiva), em atrasos de crescimento, anemia, lentidão mental, destruição das células vermelhas do sangue, músculos lassos, fragilidade muscular, deposição ceroide no músculo liso, distrofia muscular, creatinúria, hemólise, desordens da probrombina do sangue, sintomas de envelhecimento, entre outros.

As principais fontes de vitamina E são: azeite de oliva, óleo de gérmen de trigo, óleo de girassol, óleo de coco, óleo de milho, óleo de soja, amêndoas secas, nozes, castanha-do-pará, abacate.

3.3.1. Vitaminas C e E na Doença de Alzheimer

A vitamina E diminui a peroxidação lipídica e o estresse oxidativo; além disso, suprime a cascata sinalizadora de inflamação. Já a vitamina C bloqueia a formação de nitrosaminas por meio da redução de nitritos. Esses fatores evidenciam que a ingestão dietética de antioxidantes está associada ao baixo risco de acidente vascular cerebral, sendo que esta enfermidade encontra-se associada ao alto risco de DA.

Pesquisadores alemães acompanharam, por 6 anos, 5.395 pessoas com idade superior a 55 anos, em que 197 pessoas apresentaram demência e destas 146 desenvolveram DA. Após ajustes com relação a idade, sexo, grau de estado mental, consumo de álcool e cigarro, educação, índice de massa corporal, consumo total de energia, presença de placas carótidas e uso de suplementos antioxidantes, as vitaminas E e C foram associadas, cada uma, a uma queda de 43% no risco de desenvolver DA (Engelhart *et al*, 2002).

3.4. Carotenoides

Os carotenoides são pigmentos naturais, responsáveis pela coloração amarela, vermelha e alaranjada de frutas, legumes, verduras e flores.

Pesquisadores estimam que mais de 600 tipos de carotenoides já foram identificados e caracterizados. No entanto, apenas 3,3% dos carotenoides presentes na alimentação humana foram identificados no sangue e nos tecidos humanos, os principais carotenoides encontrados na dieta e nos tecidos humanos são: betacaroteno, alfacaroteno, licopeno, luteína e betacriptoxantina (Quadro 1).

A importante função dos carotenoides é sua capacidade de se converter em vitamina A no organismo, auxiliando na manutenção da visão, no crescimento ósseo e na diferenciação de tecidos. Suas principais ações descritas são: efeitos antioxidantes, aumento da imunocompetência, inibição da mutagênese e lesões pré-malignas.

Atualmente, correlaciona-se o consumo diário e as concentrações séricas de carotenoides à redução ao risco de diversas doenças crônicas não transmissíveis, como doenças cardiovasculares, além da sua utilização na prevenção de certos tipos de câncer e da degeneração macular e catarata.

A atividade antioxidante destes compostos depende de uma série de fatores como concentração e interação com outros antioxidantes, especialmente as vitaminas C e E. No entanto, os resultados de estudos sobre a ação antioxidante dos carotenoides são pouco conclusivos ou até contraditórios, em razão da padronização de métodos empregados.

Nutrientes e a Doença de Alzheimer | **53**

Quadro 1 • Distribuição dos principais carotenoides em alguns alimentos

Alimentos	Principais carotenoides
cenoura	alfa e betacaroteno
laranja	β-criptoxantina, luteína, zeaxantina
manga	betacaroteno
gojiberry	betacaroteno, luteína, zeaxantina, licopeno, β-criptoxantina
milho, gema de ovo	zeaxantina, luteína
páprica	capsaxantina e capsorubina
açafrão	crocina
tomate, pitanga	licopeno
melancia	licopeno, betacaroteno
pêssego	β-criptoxantina, luteína
mamão papaia	β-criptoxantina, betacaroteno
goiaba	licopeno, betacaroteno
ameixa	β-criptoxantina

Segundo Viebig (2010), em pesquisa recente com idosos brasileiros, o elevado consumo diário de betacaroteno ($\geq$3,2 mg/dia) resultou em um aumento médio de um ponto no escore obtido por meio de um teste para verificar o funcionamento cognitivo dos participantes.

3.5. Compostos fenólicos

Os compostos fenólicos caracterizam-se por ter em sua estrutura anéis benzênicos com grupos hidroxilas, sendo que suas propriedades antioxidantes são comumente associadas ao tratamento e prevenção de diversas doenças como: câncer, aterosclerose, diabetes, artrite, doenças cardiovasculares, demências e outras doenças.

O grupo dos fenóis se divide em: não flavonoides (fenóis simples ou ácidos) e flavonoides (polifenóis).

54 | Nutrição para doença de ALZHEIMER

Os flavonoides são divididos em classes e estas incluem antocianinas, flavanóis (catequinas), flavonas, flavonóis, flavanonas, isoflavonas, etc. (Quadro 2).

Atualmente, já foram identificadas mais de seis mil substâncias pertencentes ao grupo dos flavonoides.

Os flavonoides são encontrados em diversos alimentos de origem vegetal, como: uva, vinho, aipo, chás, chicória, repolho e cebola. Alimentos, portanto, que são importantes constituintes do nosso plano alimentar diário.

Inúmeras pesquisas constataram que os flavonoides possuem atividades biológicas múltiplas, pois agem como vasodilatador, anticarcinogênico, anti-inflamatório, antibacteriano, antialérgico, antiviral, antioxidante e efeito protetor contra o envelhecimento. Além disso, alguns flavonoides presentes em determinadas plantas apresentam efeitos de preservação na injúria oxidativa de células neuronais.

Quadro 2 • Distribuição dos principais compostos fenólicos em alguns alimentos

Alimentos	Principais flavonoides
açaí, mirtilo (*blueberry*), mangostão, amora, framboesa, *gojiberry*, romã, arando (*cranberry*), jabuticaba, casca da berinjela, morango, ameixa e acerola.	antocianinas (antocianidinas)
uva, suco da uva integral, chás (verde e preto), morango, cacau.	flavanóis (catequinas)
frutas cítricas (*grapefruit*, laranja, limão).	flavanonas
frutas cítricas, mirtilo (*blueberry*), salsa, aipo, pimenta.	flavonas
uva, cebola, brócolis, alho-poró, damasco.	flavonóis
grão de soja, broto de alfafa, semente de linhaça.	isoflavonas ou fitoestrógenos

Alimentos	Principais flavonoides
feijões secos, ervilhas, cereais, folhas, vegetais verdes, café, chá e alguns tipos de vinhos.	taninos condensados (flavolanos) são polímeros dos flavonoides
suco da uva integral, casca da uva, arando (cranberry), amora, amendoim.	resveratrol
folhas de arruda, folhas e flores de trigo sarraceno, sálvia, camomila, erva-cidreira, tomilho, cravo, salsa.	rutina (quercetina e rutinose dissacarídeo)

3.6. Outros nutrientes

Além dos antioxidantes já vistos, há outros nutrientes que participam do processo de prevenção e tratamento da DA, como o ômega 3, a vitamina D, as fibras alimentares, o ácido fólico, as vitaminas B12 e B6, os quais serão discutidos a seguir.

3.6.1. Ômega 3

Os ácidos graxos ômega 3, como o ácido α-linolênico (ALA), o ácido eicosapentaenoico (EPA) e o ácido docosahexanoico (DHA), são ácidos carboxílicos poliinsaturados, considerados essenciais por não serem sintetizados pelo nosso organismo, devendo ser obtidos mediante dieta.

Dessa forma, o consumo, pelo menos uma vez por semana, de alimentos ricos em ácidos graxos ômega 3 foi apresentado como um fator importante para a diminuição do risco de demência em 40% e de Alzheimer em 35%, principalmente em indivíduos que não apresentam predisposição genética à doença. Levando em consideração que a maioria das pessoas não tem o gene ApoE4 (que aumenta o risco de Alzheimer), observa-se que o consumo de ômega 3 apresenta importância considerável em termos de saúde pública.

Já o consumo regular de óleos e alimentos ricos em ômega 3, tais como óleo de canola, óleo de linhaça, óleo de peixe, óleo de nozes, aren-

56 | Nutrição para doença de ALZHEIMER

que, cavalinha, salmão, atum, linhaça e nozes apresentou redução em 60% dos riscos para o desenvolvimento da DA.

Um estudo realizado por Green e colaboradores (2007) concluiu que um tipo de ácido graxo ômega 3 pode retardar o crescimento das duas principais lesões cerebrais que são características da DA. A descoberta sugere que uma dieta rica em ácido docosa-hexaenoico (DHA) pode ajudar a prevenir o desenvolvimento da doença de Alzheimer na velhice.

O DHA pode reduzir os níveis de proteína β-amiloide, que se acumulam no cérebro e formam placas, e outra lesão da DA, além de retardar a acumulação de TAU, uma proteína que leva ao desenvolvimento de emaranhados neurofibrilares. Tais emaranhados são uma das duas características de lesões cerebrais da doença de Alzheimer.

O estudo verificou os efeitos do DHA em camundongos criados para desenvolver as placas e emaranhados associados com a doença de Alzheimer, em que um grupo recebeu apenas suplemento de DHA, e dois grupos receberam DHA mais ácidos graxos ômega 6. Depois de três meses, os camundongos em todos os grupos de teste tiveram níveis menores de β-amiloide e TAU do que os camundongos no grupo de controle. No entanto, após nove meses, os camundongos da dieta exclusiva DHA tiveram níveis menores de ambas as proteínas. Esses resultados sugerem que uma dieta exclusiva de DHA apresenta melhores resultados que associação de ácido graxo ômega 6.

Os cientistas determinaram o mecanismo pelo qual o DHA leva a níveis mais baixos de β-amiloide: o DHA leva a níveis menores de presenilina, uma enzima responsável pela redução da β-amiloide de sua proteína precursora amiloide. Sem presenilina, a β-amiloide não pode ser gerada. Quando se acumulam em placas, a β-amiloide interrompe a comunicação entre as células que levam aos sintomas da doença de Alzheimer.

3.6.2. Vitamina D

Estudos recentes associam baixos níveis de vitamina D com declínio da função cognitiva. Segundo Holick (2007), aproximadamente 1 bilhão de pessoas apresentam deficiência de vitamina D no mundo, sendo os idosos os maiores alvos destas estatísticas.

Até o início século passado a vitamina D era vista apenas como um micronutriente. Hoje, pesquisadores como Annweiler & Beauchet (2011); Liewellyn *et al* (2011); Ross *et al* (2011); e Annweiler *et al* (2010) definem a vitamina D como um hormônio neuroesteroide de ação imunoduladora, antioxidante e anti-inflamatória.

O fator neuroprotetor da vitamina D deve-se também ao estímulo da liberação de neurotropina, à redução dos níveis tóxicos de cálcio intraneural, inibição da formação de óxido nítrico e ao aumento dos níveis de glutationa no cérebro, podendo até reduzir o acúmulo do peptídeo amiloide β42 e regular a ação da enzima colinesterase.

No entanto, os mecanismos pelos quais a vitamina D interfere na função cognitiva ainda não estão totalmente elucidados. O excesso deste nutriente pode ser tóxico, resultando em depósitos de cálcio em tecidos moles tais como: coração, pulmão, artérias, rins e ouvido.

As principais fontes de vitamina D são: óleo de fígado de bacalhau, peixes (principalmente arenque, salmão e sardinha) e exposição adequada ao sol.

3.6.3. Fibras alimentares

O consumo insuficiente de frutas e hortaliças está entre os dez fatores de risco que mais causam mortes e doenças em todo o mundo. A partir da necessidade global de diminuir essas incidências, a Organização Mundial da Saúde (OMS) propôs uma estratégia mundial de prevenção, a fim de promover práticas alimentares saudáveis. Suas principais medidas de ação foram o aumento do consumo de frutas e vegetais, com recomendação diária de 400 g, ou o equivalente a cinco porções destes alimentos.

Estudos sugerem que uma dieta rica em frutas e hortaliças reduz o risco de apresentar demência em 30% em relação àqueles que têm uma dieta menos saudável. A ingestão variada de frutas, legumes e verduras garante seguramente um adequado consumo da maior parte dos micronutrientes, fibras e uma gama de fatores nutricionalmente essenciais.

Além disso, o aumento do consumo de frutas, legumes e verduras pode ajudar a substituir alimentos que possuem altas concentrações de gorduras saturadas, açúcar e sal.

O consumo de fibras é importante para melhorar o perfil plasmático dos lipídeos. Principalmente se a dieta for hipolipídica e hiperglicídica pode contribuir, também, na prevenção e no tratamento da obesidade, na redução do colesterol sanguíneo, na regulação da glicemia após as refeições e, ainda, diminuir o risco de doenças cardiovasculares, diabetes e constipação intestinal (popularmente conhecida como intestino preso).

O mecanismo de ação das fibras consiste na aceleração do trânsito intestinal, na absorção de substâncias orgânicas e inorgânicas e no bloqueio da hidroxilação dos ácidos biliares. À medida que envelhecemos, a musculatura do reto relaxa e existe maior dificuldade para o esvaziamento desse segmento. A musculatura abdominal também fica mais flácida, diminuindo a pressão intra-abdominal e, por consequência, favorecendo a constipação.

A constipação é um problema que surge desde a infância e perpetua até o envelhecimento. Ocorre devido ao inadequado consumo de fibras e água; entretanto, vale ressaltar que a ingestão excessiva de fibras pode limitar a absorção de zinco, cálcio, ferro, magnésio e vitamina B12.

Alimentos que influenciam as funções intestinais:

a) **Alimentos constipantes:** biscoito de sal, aipim, cará, amido de milho, banana-prata e maçã, batata-inglesa, café, caju, cevada, chás concentrados diversos, creme de arroz, fécula de batata, goiaba, limonada, maçã (sem casca), mucilon de arroz, neston.

b) **Alimentos flatulentos e fermentecíveis:** batata doce, açúcares em geral, bebidas gasosas, bebidas fermentativas como a cerveja, couve-flor, doces concentrados, feijão, grão-de-bico, iogurte de frutas, lentilha, molhos concentrados, ovo cozido, nabo, pepino, pimentão, repolho.

c) **Alimentos laxativos:** abacaxi, abobrinha, acelga, alface, ameixa preta e amarela, avelã, berinjela, brócolis, castanha-do-pará, cenoura crua, cereais integrais, chicória, couve, farinha de aveia, kiwi, laranja, quiabo, tangerina, uva, vagem.

3.6.4. Ácido fólico

O ácido fólico é o nome genérico de uma vitamina hidrossolúvel do complexo B, a vitamina B9. O termo ácido fólico deriva do latim *folium* que significa *folha*, pois foi isolado inicialmente na folha de espinafre.

O ácido fólico é importante para o sistema nervoso em todas as idades, principalmente para idosos e na fase gestacional, tendo papel fundamental na formação do tubo neural durante a gestação. Pesquisas apontam que sua deficiência em pessoas idosas contribui para o envelhecimento do cérebro, aumentando o risco da Doença de Alzheimer e de demência vascular; em casos mais severos esta carência pode levar a uma demência irreversível.

Luchsinger *et al.* (2008) avaliaram o consumo alimentar e de suplementos de ácido fólico de 965 pessoas acima de 65 anos, residentes no norte de Manhattan, os quais foram acompanhados por 6 anos. Os autores constataram que o consumo elevado de ácido fólico, a partir de 488μg diárias, mostrou-se associado a um menor risco de Doença de Alzheimer, independentemente de outros fatores de risco.

As principais fontes alimentares de ácido fólico são os folhosos verdes escuros (por exemplo: espinafre, brócolis, couve), laranja, feijão branco, aspargos, couve-de-bruxelas, soja e derivados, melão, gema de ovo, fígado, salsinha, amendoim, levedura da cerveja.

3.6.5. Vitamina B12

A vitamina B12 é a mais complexa das vitaminas, pois contém um microelemento: o cobalto, que, na B12 purificada, está ligado a um grupo cianeto, o que lhe confere a denominação de cianocobalamina. Sua obtenção é completamente dependente da dieta, pois o nosso organismo é incapaz de sintetizar este micronutriente.

Estudos mostram que a prevalência de pessoas idosas deficientes de vitamina B12 é superior a 20%, o que é um indicador preocupante se considerarmos o crescente número de indivíduos idosos no Brasil.

As consequências desta carência estão relacionadas às alterações neurológicas, que reduzem a qualidade de vida do indivíduo, pois são progressivas

60 | Nutrição para doença de ALZHEIMER

e fatais, se não houver tratamento, e à anemia perniciosa, também conhecida como doença de Biermer, que é um processo autoimune caracterizado pela destruição da mucosa gástrica. No entanto, são necessários anos de absorção inadequada para que haja o esgotamento das reservas de B12 do organismo.

Inicialmente, suas manifestações clínicas são sutis, como alterações bucais, formigamento das extremidades (principalmente pernas), incoordenação motora, fadiga e digestão lenta. Já durante o diagnóstico tardio pode-se observar sinais e sintomas de glossite, parestesia das extremidades e deterioração mental irreversível.

De acordo com resultados de pesquisas epidemiológicas, o declínio da função cognitiva, depressão e demência estão frequentemente associados à deficiência de folato e vitamina B12.

Assim, faz-se necessário um diagnóstico precoce para se evitar complicações mais severas, tais como doenças neuropsiquiátricas e hematológicas, que interferem negativamente na qualidade de vida do idoso.

As principais fontes de vitamina B12 são: carne de boi, peixes e frutos do mar, ovos, leite e derivados, vísceras como: fígado de boi e de galinha.

3.6.6. Vitamina B6

A vitamina B6, denominada piridoxina, é uma vitamina hidrossolúvel que desempenha um papel vital em vários processos metabólicos do corpo humano, tais como o desenvolvimento e o funcionamento do sistema nervoso, além de atuar no metabolismo dos lipídeos e no transporte dos aminoácidos por meio da membrana celular.

Essa vitamina auxilia no metabolismo dos aminoácidos, sendo importante para um crescimento normal e essencial para o metabolismo do triptofano e para a conversão deste em niacina (vitamina B3).

A deficiência de vitamina B6 é relativamente rara. No entanto, alguns medicamentos diminuem as concentrações plasmáticas da piridoxina. As consequências desta deficiência podem estar relacionadas às alterações dermatológicas e neurológicas como queilose (popularmente conhecida como boqueira), dermatite seborreica, fraqueza, insônia, neuropatias periféricas, glossite, estomatite e anemia.

Além de participar do metabolismo do triptofano na formação de niacina, a vitamina B6 atua juntamente com o folato e a vitamina B12 na metabolização da homocisteína.

As principais fontes de vitamina B6 são os alimentos de origem animal (vísceras, carne de aves, atum, leite e outros), cereais integrais, gérmen de trigo, lentilha, amendoim, abacate, banana, aveia, ameixa e levedura da cerveja.

3.6.7. Vitaminas do complexo B e homocisteína

A deficiência combinada de folato (ácido fólico ou vitamina B9), vitamina B12 (cianocobalamina) e vitamina B6 (piridoxina) resulta em altas concentrações de homocisteína sanguínea. A homocisteína é precursora da cisteína (aminoácido condicionalmente essencial para o nosso organismo) e da metionina (aminoácido essencial).

A homocisteína é ativa em tecidos cerebrais e possivelmente sua alta concentração plasmática contribui para o desenvolvimento da DA por meio de mecanismos vasculares ou neurotóxicos. Atualmente, inúmeros estudos associam os níveis de homocisteína como fator de risco para a demência e doença de Alzheimer. Para entender melhor este processo, veja a seguir quais são os mecanismos envolventes em sua síntese e degradação (Figura 3).

O metabolismo da homocisteína se faz por meio das vias de *remetilação* (responsáveis pela conversão da homocisteína em metionina) e *transulfuração* (responsável pela conversão da homocisteína em cisteína, o que auxilia na eliminação da homocisteína tóxica). Ele permite estabelecer uma ligação entre o ciclo da metionina e o ciclo do folato.

Na via de remetilação (demetilação), que acontece principalmente no fígado e rins, a betaína-homocisteína metiltransferase é responsável por 50% da remetilação da homocisteína, sendo doadora do grupo metil para a conversão da homocisteína em metionina, que é dependente de zinco. O ciclo da metionina envolve a regeneração da metionina (via dependente de vitamina B12 e zinco) transferindo o grupo metil do 5-metil-tetra-hidrofolato para homocisteína através da enzima metionina

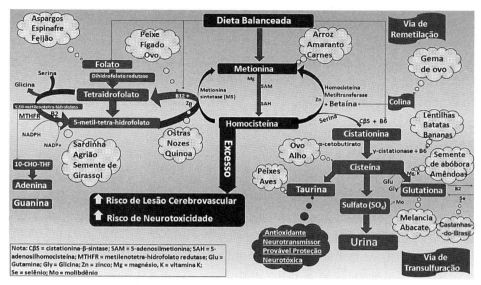

Figura 3 • Representação esquemática das vias metabólicas da homocisteína.

sintetase (MS), o que disponibiliza a metionina para ser ativada pelo S--adenosilmetionina (SAM), resultando na formação do S-adenosilhomocisteina (SAH). A hidrólise reversível de SAH para homocisteína completa o ciclo da metionina.

> O SAM (comercialmente chamado de SAMe, ou "SAMMY") é considerado o maior doador celular de agrupamento metil para as diversas reações de metilação como de DNA, RNA, proteínas, fosfolipídeos e neurotransmissores.

No sangue, o 5-metil-tetra-hidrofolato (5-metil THF) é sintetizado sob ação da enzima metilenotetra-hidrofolato redutase (MTHFR), onde a vitamina B2 é requerida.

> O avanço da ciência tem sido crescente em relação ao efeito da epigenética (mecanismos regulatórios da expressão gênica e interações dos genes com seu meio ambiente), mutações e polimorfismos que permitem acompanhar o desenvolvimento de diversas doenças. Estudos genômicos investigam a associação entre as mutações da enzima MTHFR no gene (C677T e A1298C) e o desenvolvimento da DA. Os resultados sugerem que os polimorfismos C677T e A1298C não contribuem para o desenvolvimento da DA. No entanto, a mutação da MTHFR pode levar principalmente à redução do nível de SAM, afetando assim a metilação do DNA, redução do 5-metil THF disponível, que é a principal forma de ácido fólico circulante, e consequentemente, ao aumento das concentrações plasmáticas de homocisteína, ditas como possível fator de risco para doenças neurodegenerativas.

Quando há um excesso de metionina ou há necessidade de síntese de cisteína, a homocisteína entra na via de transulfuração, onde, a homocisteína é condensada com uma molécula de serina para formar a cistationina e ser catalisada pela enzima cistationina-β-sintetase (CβS) e pela vitamina B6. Posteriormente, a cistationina é hidrolisada em cisteína e ácido α-cetobutirato, sendo catalisada pela enzima γ-cistationase, ação esta dependente de vitamina B6.

Depois de formada, a cisteína pode participar da formação de glutationa reduzida (GSH) ou compor a taurina e os sulfatos que serão excretados pela urina. Portanto, essa via de metabolização visa a excreção renal da homocisteína, diminuindo sua concentração sérica, sendo que, em condições metabólicas normais, a metabolização da homocisteína é distribuída igualmente entre essas duas vias, que são coordenadas e competem pela utilização da homocisteína disponível.

Em resumo, as reações de metilação são vitais para prevenir o aumento das concentrações plasmáticas da homocisteína. Embora promissores, os resultados de estudos que relacionam a vitamina B12, a vitamina B6 e o folato com declínio cognitivo e DA ainda são inconsistentes. Indivíduos com baixas concentrações plasmáticas de vitamina B12 e de folato podem ser tratados por várias razões, incluindo a prevenção de anemia perniciosa, neuropatia periférica e outros resultados neuropsiquiátricos.

> A *taurina* está envolvida em diversos processos biológicos, tais como: ação anti-inflamatória, imunomoduladora, anti-hipertensiva. Além de auxiliar na modulação dos níveis de cálcio celular, atividade da insulina, estabilização de membrana e formação de sais biliares, neurotransmissão e inibição do estresse oxidativo.
>
> O *Estresse Oxidativo* (EO) e o acúmulo de radicais livres estão relacionados aos distúrbios neurodegenerativos, uma vez que promovem excessiva oxidação de gorduras, o que resulta na degeneração neuronal.
>
> A *Glutationa reduzida* (GSH) é um poderoso antioxidante intracelular, que inibe a glicação oxidativa, responsável por algumas doenças crônicas não transmissíveis, incluindo a DA.

É recomendável que se investigue a possível presença de altas concentrações de homocisteína e a deficiência de vitaminas (principalmente B6, B9 e B12) em pacientes portadores de doença vascular cerebral e/ou DA.

3.7. Neurotransmissores e Doença de Alzheimer

Quando falamos de doenças neurodegenerativas é inevitável pensar em doenças do cérebro. Logo, quando falamos em cérebro, lembramos de neurônios e das formas de comunicação entre eles. Inúmeras pesquisas sugerem uma forte relação entre o equilíbrio de neurotransmissores (substâncias químicas formadas por meio de neurônios e células nervosas) e as complexas reações cerebrais.

Diversos nutrientes são necessários para mantermos um bom funcionamento do organismo. O excesso ou falta de nutrientes como vitamina D, E, cálcio, ômega 3, fibras e outros, ocasionará um imenso desequilíbrio bioquímico, que por sua vez irá influenciar na síntese, metabolismo e transdução de neurotrasmissores.

Falar sobre neurotransmissão cerebral na DA parece óbvio, tendo em vista as proeminentes anormalidades estruturais que são observadas em todo o córtex (local de maior síntese de neurotransmissores).

Segundo Almeida & Mattos (1993), a perda de neurônios na DA apresenta-se mais expressiva quando comparada ao envelhecimento normal, consequentemente, haverá também uma diminuição significativa de neurotransmissores, principalmente dos sistemas colinérgicos, serotoninérgico, dopaminérgico, GABAérgico e noradrenérgico, observada em diversas regiões corticais e subcorticais, resultando variáveis graus de comprometimento.

Conforme apresentado anteriormente, a diminuição da acetilcolina parece interferir nos processos básicos, com possível alteração negativa no curso da doença, podendo estar correlacionada à quantidade de alterações neuropatológicas e a severidade da demência.

Contudo, os estudos neuroquímicos fazem com que sejam compreendidos alguns sintomas que ocorrem durante as fases características da DA, tais como depressão, distúrbios motores, problemas de memória e aprendizagem, excitação física, mental e alterações de humor.

Vejamos a seguir os principais nutrientes que auxiliam na produção, regulação e transdução dos principais neurotransmissores (NT) relacionados à DA (Quadro 3).

Quadro 3 • Tabela de neurotransmissão e possível relação com a DA

As principais associações relacionadas à DA	Local de síntese dos Neurotransmissores	Neurotransmissão e DA	Precursores de Neurotransmissores	Fontes alimentares dos precursores de Neurotransmissores	Principais vitaminas e minerais envolvidos no metabolismo, síntese, modulação, regulação, sinais de transdução, e/ou estímulo de Neurotransmissores	Alimentos fontes de vitaminas e minerais (conforme coluna anterior)
Sistema Colinérgico						
Melhora nos níveis de aprendizagem, memória e concentração.	Hipocampo SNC, nervos parassimpáticos Encéfalo Córtex temporal	Acetilcolina	Colina + Acetil-CoA	Gema de ovo, gérmen de trigo, lecitina	B9 (ácido fólico)	Espinafre, brócolis
					B6 (Piridoxina)	Arroz integral, fígado
					B2 (Riboflavina)	Levedo de cerveja
					B3 (Niacina)	Peixes, cebolinha, gergelim
					Vitamina C	Acerola, laranja, lichia
					Zinco	Semente de abóbora
					Cobre	Castanha de caju, macadâmia
					Magnésio	Quinoa, amaranto, chia
					B12 (Cobalamina)	Atum fresco, ovo
					B1 (Tiamina)	Peixes, amendoim, gergelim
					B5 (ácido pantotênico)	Cogumelos, fígado, semente de girassol
					Cálcio	Repolho, leite, couve
					mio-inositol	Nozes, grãos integrais
					Ácido α-lipoico	Carnes, cogumelos
					Vitamina D	Peixes, exposição ao sol

Sistema serotoninérgico

Relacionado às funções psicológicas (depressão, comportamento agressivo, percepção da dor, temperatura corporal e ansiedade, transtorno obsessivo-compulsivo, compulsão alimentar, tensão pré-menstrual, síndrome do pânico e atividade motora), cognitivas, sono, ritmo circadiano. Além de alterações das funções neuroendócrinas e apetite, consequentemente obesidade.	Células do TGI, tronco cerebral, plaquetas (armazena)	Serotonina	Triptofano ↑↓ Niacina	Arroz integral, amaranto, quinoa, ovos, chocolate amargo, carnes, frutos do mar.	Vitamina C	Caju, mexerica, mamão
					B9 (ácido fólico)	Couve-de-bruxelas
					B12 (Cobalamina)	Peixe, fígado, frutos do mar
					B6 (Piridoxina)	Banana, lentilhas, atum
					B2 (Riboflavina)	Quinoa, abacate
					B3 (Niacina)	Anchova, Atum fresco, milho
					Cálcio	Brócolis, espinafre, peixes
					Magnésio	Chocolate amargo, linhaça
					Cromo	Oleaginosa, levedo de cerveja, cogumelos, aspargos, carnes
					Ferro	Carnes, fígado, chia, coentro
					Zinco	Ostras, amaranto, gergelim
					Cobre	Coentro, jurubeba, amendoim
					mio-inositol	Legumes, cereais

Sistema dopaminérgico

Sensação de satisfação e prazer. Sua deficiência pode levar a desordens motoras, como tremuras, inflexibilidade, ou até demência. Regulação do comportamento emocional, funções cognitivas, memória, pensamento abstrato, planejamento de comportamento e estresse.	SNC e na medula das glândulas adrenais	Dopamina Grupo das catecolaminas	Tirosina ↗↓ L-DOPA	Carnes, aves, frutos do mar, tofu	Cobre	Caranguejo, castanha de caju
					Zinco	Ovo, coentro, carnes
					Ferro	Melado, gergelim, alecrim
					Vitamina C	Kiwi, carambola
					B9 (ácido fólico)	Couve, rúcula, chicória
					B3 (Niacina)	Cupuaçu, catalonha, ervilha
					B12 (Cobalamina)	Leite e derivados
					Magnésio	Espinafre, arroz integral
					Cálcio	Gergelim, queijos, iogurte
					B6 (Piridoxina)	Semente de girassol
					B2 (Riboflavina)	Fígado, Pequi
					Manganês	Coentro, soja, grão-de-bico
					mio-inositol	Sementes
					Vitamina D	Peixes, exposição ao sol

Sistema noradrenérgico

Relacionado à atenção seletiva, hipervigilância, estimulação, autonomia e orientações a novos estímulos, capitação de estímulos e a rapidez de respostas. Induz a excitação física, mental e o bom humor. Equilíbrio do meio interno. Baixos níveis de noradrenalina causam aumento de sonolência, problemas de memória, falta de interesse e depressão.	SNC – hipocampo Neocortex, cerebelo, medula espinhal e sistema límbido (tálamo, hipotálamo, hipocampo e amídala)	Noradrenalina Grupo das catecolaminas Adrenalina	Tirosina ↓ Dopamina	Carnes, aves, frutos do mar, tofu	Potássio	Abacate, mamão, melão
					Cálcio	Amêndoas, amaranto, alecrim
					Magnésio	Cebola, coentro, gergelim
					B9 (Ácido fólico)	Feijão, aspargos, escarola
					B3 (Niacina)	Almeirão, batata, pequi
					Vitamina C	Limão, morango
					B6 (Piridoxina)	Gérmen de trigo
					B2 (Riboflavina)	Couve, caranguejo
					B12 (Cobalamina)	Carne vermelha
					Zinco	Castanha do Brasil, chia
					Cobre	Gergelim, carne
					mio-inositol	Frutas

Sistema GABAérgico

Relacionado às funções psicológicas e emocionais. Ação tranquilizante GABA A — ansiolítico, antiepilético e anestésico. GABA B — relaxante muscular.	Hipocampo, amídala, septo e córtex SNC	Ácido γ-aminobutírico (GABA) (aminoácido inibitório)	Glutamato (aminoácido excitatório)	Glutamina ↓ Carnes, ovos, leite, soja	Vitamina K	Salsa, mostarda, agrião
					Cálcio	Tofu, feijões secos, chia
					Magnésio	Semente de abóbora, feijão
					B6 (Piridoxina)	Aveia, soja, quinoa
					B12 (Cobalamina)	Moluscos, frango
					B9 (ácido fólico)	Couve-flor, agrião, endívia
			Taurina	Peixes, aves, algumas algas	B3 (Niacina)	Cenoura, atemoia, amendoim
					Vitamina C	Pimentão amarelo
					B2 (Riboflavina)	Carnes, peixes, frangos, leite
					Cobre	Tamarindo, feijão
					Zinco	Nozes, amêndoas, linhaça
					B1 (Tiamina)	Levedo de cerveja, cacau

3.8. Alimentos alergênicos

A importância da alergia alimentar no contexto da alimentação atual é crescente. Os hábitos alimentares e a biodisponibilidade de nutrientes têm se transformado expressivamente em função das inovações tecnológicas, praticidade, formas de preparo e cultivo dos alimentos.

O termo "alergia alimentar" tem sido usado para descrever as reações adversas que o organismo expressa a determinados alimentos, por meio de manifestações clínicas mediadas pelo sistema imunológico. Estas reações podem variar entre leve, como uma simples coceira da pele, e grave, podendo haver até comprometimento de alguns órgãos.

A função do trato gastrointestinal é de extrema importância para a saúde do ser humano, pois é considerado o maior órgão linfoide do organismo. A mucosa ou parede do intestino delgado é responsável por selecionar o que é nutriente e o que é "corpo estranho" (substâncias não identificadas como nutrientes ou próprias para o bom funcionamento do organismo), para ser absorvido e passar para a corrente sanguínea ou para ser eliminado pelo intestino grosso. Desta forma, os alimentos precisam ser minuciosamente digeridos para que haja uma liberação adequada de todos os nutrientes.

No entanto, quando há lesões ou falhas na mucosa intestinal, transtornos digestivos e absortivos ou por algum outro motivo, moléculas grandes (principalmente proteicas) poderão ser absorvidas e passar para a corrente sanguínea. Logo, o organismo as identifica como "agressoras" ou antígenos que precisam ser eliminados para não causarem danos à saúde e ao bom funcionamento do organismo. Assim, o sistema imunológico é acionado como mecanismo de defesa, que, consequentemente, poderá desencadear sintomas clínicos pertinentes a este processo.

Os principais alimentos desencadeadores de manifestações alérgicas são: soja, glúten (trigo, centeio, cevada, e malte), leite de vaca, leite de cabra, cítricos em geral (laranja, inclusive laranja lima, limão, tangerina, toranja, pomelo e cidra, sendo o abacaxi, kiwi e maracujá considerados frutas ácidas e não cítricas), ovo, milho, amendoim, oleaginosas, peixes e frutos do mar.

Recentemente, tem se cogitado a possibilidade da existência de uma associação entre intolerâncias ou alergias alimentares (principalmente aos alimentos que contém glúten) e a DA.

No entanto, estudos sugerem que a mudança imunológica ocorrida em pacientes celíacos (isto é, alérgicos ao glúten) são improváveis de conduzir à DA.

Hoje, não somente os aspectos relacionados à alimentação preventiva, mas também aqueles relativos à nutrição aplicada ao tratamento da DA são amplamente estudados.

Atualmente, a nutrigenômica (estudos de interações entre a expressão gênica e os nutrientes) e os mecanismos epinegéticos que são potencialmente reversíveis podem ser modificados de acordo com variações ambientas, tais como nutrição, hormônio, inflamação ou qualquer outra influência ambiental e contribuem para o entendimento da individualidade bioquímica, que determina que cada indivíduo possui características únicas e reagem de forma diferente aos compostos da dieta, ou seja, o que pode ser benéfico a um indivíduo poderá apresentar efeitos opostos a outro.

Neste contexto, considera-se imprescindível um controle rigoroso e atenção especial ao paciente portador de DA, para que seja evitada principalmente a carência de nutrientes e, consequentemente, o aumento da homocisteína, alterações de expressão gênica, desnutrição e outros, podendo conduzir especialmente a neurotoxidade e lesões cérebro-vasculares.

Entretanto, ressalta-se que, apesar de os avanços tecnológicos em biologia molecular serem promissores, há ainda um longo caminho a percorrer até que sejam encontrados tratamentos dietoterápicos mais eficazes para estes pacientes. Estudos que analisaram o uso de determinados nutrientes para retardo da progressão da doença não foram satisfatórios. Deste modo, mais estudos que envolvem tratamentos dietoterápicos para portadores de DA são necessários para que as intervenções nutricionais individualizadas sejam mais consistentes e satisfatórias.

Capítulo 4

Complicações nutricionais relacionadas à Doença de Alzheimer

Inicialmente, os pacientes com DA desenvolvem uma agnosia visual e tátil para os alimentos. Sendo assim, não faz sentido para o paciente ingerir uma coisa que ele não reconhece como alimento. Com a progressão da doença, o paciente desenvolve uma apraxia, tanto para comer (não sabe como utilizar os talheres, por exemplo) como para deglutir (manipula o alimento na boca por muito tempo sem saber o que fazer ou como deglutir).

Além das apraxias e agnosias, ocorrem também alterações fisiológicas da deglutição: redução da lateralização da língua, atraso no disparo da fase faríngea, fraqueza faríngea bilateral, mobilidade reduzida de base de língua e mandíbula, podendo alguns pacientes levar de três a quatro minutos para iniciar uma simples deglutição e, com a progressão da doença, normalmente é necessário o uso de dieta por sonda nasoenteral.

4.1. Desnutrição energético-proteica

A DA está frequentemente relacionada a transtornos alimentares. Há evidências de que o estado nutricional de pacientes com DA se torna comprometido durante a enfermidade. A perda ponderal e a caquexia são frequentes achados clínicos em portadores de DA e acontecem principalmente nos primeiros estágios da doença mesmo quando o paciente apresenta ingestão energética adequada. A perda ponderal é considerada um dos sintomas para a definição do diagnóstico de DA, que está normalmente relacionada à redução da massa muscular, o que pode levar estes pacientes à dependência funcional, além de aumentar o risco do desenvolvimento de úlceras de decúbito, infecção sistêmica e morte.

Dessa forma, a desnutrição predispõe o paciente de DA a uma série de complicações graves, incluindo tendência à infecção, deficiência de cicatrização de feridas, falência respiratória, insuficiência cardíaca, diminuição de proteínas hepáticas com produção de metabólitos anormais, diminuição de filtração glomerular e da produção de suco gástrico.

As principais hipóteses para explicar a perda ponderal quando a ingestão energética dos pacientes com DA ainda é adequada, ou seja, nos primeiros estágios da doença, são:

- atrofia do córtex temporal mesial (CTM), que está relacionada ao comportamento alimentar e costuma ser afetado nos primeiros estágios da doença e durante sua progressão;
- necessidade energética aumentada, embora esta hipótese ainda não tenha sido comprovada;
- distúrbios biológicos como hiperinsulinemia e resistência à insulina que podem estar relacionados ao ganho ponderal ou à inatividade física, e não à doença em si.

Um declínio nos peptídeos orexígenos, relacionados ao apetite, tais como o neuropeptídeo Y (NPY) e norepinefrina, foi observado em pacientes com DA e pode estar relacionado à anorexia, afetando diretamente o balanço energético em razão do seu efeito sobre a ingestão alimentar, gasto energético e massa corporal (MACHADO; FRANK; SOARES (2006) e MUÑOZ; AGUDELO; LOPERA (2006)).

O risco de perda ponderal na DA tende a aumentar com a gravidade e progressão da doença, sendo um preditor de mortalidade, enquanto o ganho ponderal parece ter efeito protetor.

Quando se detecta risco de desnutrição ou quando esta já está confirmada, a orientação dietética deve ser feita sugerindo o aumento da densidade energética, a utilização de suplementação de nutrientes específicos, a adequação do volume e do fracionamento da dieta e, se houver necessidade, utilizar suporte nutricional.

Outros fatores preocupantes que os pacientes podem apresentar são as intercorrências quanto à alimentação, como anorexia, períodos de disfagia, perda da habilidade de mastigação e deglutição, além da alteração da capacidade de obter o alimento, prepará-lo e levá-lo à boca.

Quadro 4 • Classificação do estado nutricional de idosos segundo o Índice de Massa Corporal (IMC), de acordo com a Organização Panamericana de Saúde (OPAS).

IMC (Kg/m2)	Classificação
< 23,0	Baixo Peso
23,0 – 27,9	Normal
28,0 – 29,9	Sobrepeso
≥ 30,0	Obesidade

Fonte: OPAS, 2002.

4.2. Desidratação

Durante o processo de envelhecimento, existe perda progressiva da quantidade total de água no organismo, uma vez que os mecanismos que a retêm e controlam a sede e a transpiração não funcionam tão bem quanto na juventude. Assim, a pessoa não percebe que está com sede e não toma água, quando, na verdade, deveria tomá-la mesmo não sentindo sede.

Os pacientes com DA, por apresentarem agnosia visual e tátil e apraxias, também correm mais riscos de desidratação.

As necessidades de hidratação dos idosos são semelhantes às dos adultos jovens, ou seja, 30 ml/kg por dia.

4.3. Disfagia

É comum nas fases mais avançadas da doença que ocorra disfagia, a qual é caracterizada como qualquer dificuldade na deglutição. Mas, de uma forma mais criteriosa, pode ser definida como qualquer interferência na precisão e sincronia dos movimentos de músculos e estruturas associada à deglutição, que resulta em inabilidade, por debilidade no controle pelo sistema nervoso central ou por disfunção mecânica.

Diante da disfagia pode-se verificar entrada de alimento na via aérea resultando em tosse, sufocação, asfixia, problemas pulmonares e aspiração, podendo ocasionar déficits nutricionais, desidratação, pneumonia e morte.

Os principais objetivos da terapia nutricional do paciente com disfagia são:

- estabelecer a via de administração nutricional mais segura;
- adaptar a alimentação oral ao grau de disfagia; e
- manter o estado nutricional ou promover a recuperação nutricional.

O primeiro passo para o estabelecimento da terapia nutricional consiste na avaliação criteriosa do grau de disfagia, que permitirá a escolha da via de acesso alimentar mais adequada. Nessa definição, assim como no acompanhamento da evolução do paciente, a participação de um gastroenterologista e de um fonoaudiólogo torna-se extremamente necessária.

O grau de disfagia é que determinará a consistência da dieta, isto é, a textura dos alimentos e a viscosidade dos líquidos. A textura dos alimentos é uma das variáveis mais importantes da deglutição. Os líquidos ralos dificultam a deglutição de pacientes que apresentam controle oral reduzido. Isso ocorre porque os líquidos são deglutidos rapidamente e não mantêm sua forma dentro da cavidade oral. Desse modo, parte do alimento líquido pode escorrer prematuramente para a faringe e, assim, penetrar nas vias aéreas ainda abertas, ou seja, antes que a deglutição tenha efetivamente ocorrido. Para evitar esse efeito, deve-se determinar a viscosidade ideal para a deglutição ocorrer de maneira segura.

Os graus de consistência e viscosidade dos alimentos são definidos pela Associação Americana de Disfagia (2002), sendo estes: água, néctar, mel e pudim (Figuras 6 e 7).

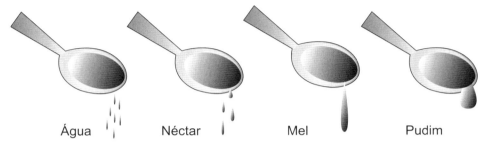

Figura 6 • Representação das diferentes viscosidades dos alimentos

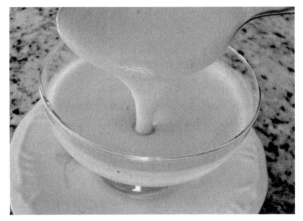

Figura 7 • Exemplo de consistência de mel

Segundo Souza *et al.* (2003), o guia americano *National Dysphagia Diet: Standartization for Optimal Care* sugere uma correlação entre o nível de severidade da disfagia e a modificação mais apropriada da dieta. A seguir são apresentados os níveis da disfagia e a dieta indicada segundo este guia.

a) Alimentação oral completa:
Nível 7 – Deglutição normal: indicada dieta normal; a alimentação não requer tempo extra ou utilização de estratégias especiais.
Nível 6 – Deglutição funcional: indicada dieta normal, mas o paciente pode requerer mais tempo para completar uma refeição.

b) Alimentação oral completa, com modificações na dieta:
Nível 5 – Disfagia leve: indicação de dieta modificada (branda). Além disso, o paciente precisa de supervisão à distância durante a alimentação.
Nível 4 – Disfagia leve-moderada: indicado o uso de uma ou duas dietas modificadas (branda ou semissólida). O paciente precisa de supervisão intermitente durante a alimentação.
Nível 3 – Disfagia moderada: indicado o uso de duas ou mais dietas modificadas (semissólida ou pastosa). O paciente necessita de assistência e supervisão total durante a alimentação.

c) Necessária nutrição não oral:
Nível 2 – Disfagia moderada-grave: indicado o uso parcial da via oral. O paciente tolera, pelo menos, uma dieta pastosa de forma segura, com uso de manobras compensatórias de deglutição (como a leve inclinação do queixo para baixo). O paciente necessita de assistência completa ou uso máximo de estratégias.
Nível 1 – Disfagia grave: indicada a restrição total da via oral. O paciente não tem possibilidade de ingerir qualquer alimento de forma segura. Nesses casos, a terapia nutricional enteral (TNE) é primordial para prevenir a depleção nutricional e a desidratação, até que haja possibilidade de uma ingestão oral adequada.

São descritas, a seguir, as características das dietas modificadas a serem utilizadas quando há possibilidade de alimentação por via oral, mas são necessárias modificações na consistência dos alimentos.

a) Dieta pastosa: alimentos na consistência de pudim, homogêneos, coesivos e de baixa adesividade. Não são permitidas texturas grossas e ásperas, frutas e hortaliças cruas, frutas oleaginosas, etc. São excluídos quaisquer alimentos que requeiram manipulação controlada ou mastigação. Dieta indicada para pacientes com disfagia moderada à grave.

Ao instituir-se dieta pastosa, deve-se variá-la ao máximo, para não causar desnutrição, principalmente de proteínas. Para tal, sugerem-se no quadro a seguir (Quadro 5) receitas pastosas ricas em proteína animal.

Quadro 5 • Receitas pastosas ricas em proteína.

Preparações	Métodos para preparo
Mingau	Enriquecer o leite com frutas liquidificadas ou amassadas, amaranto ou quinoa em flocos ou farinha, ovo pré-cozido ou geleia de frutas.
Vitaminas	Adicionar ao leite farináceos à base de cereais integrais, com mel ou melado, maltodextrina.
Carne	Liquidificador e adicionar em purês.
Vegetais folhosos	Adicionar a purês feculentos.
Cereais	Preferir feculentos; preparações com milho (polentas, cremes) ou arroz em papa.
Leguminosas	Amassar com garfo ou passar em peneira fina.
Sopas	Tipo creme, preparadas em molhos à base de leguminosas liquidificadas, ou fubá com adição de carnes ou caldo de carnes.
Pães	Macios: de forma sem casca; adicionados ao leite (papinha); doces ou roscas.
Queijos	Cremosos ou em pastas.
Sobremesas	Pavês, mousses, flan, pudins, creme de canjica, arroz doce batido, curau, frutas cozidas ou em pasta.
Líquidos	Leite ou iogurtes batidos com farináceos ou frutas; sucos de frutas e legumes com adição de farináceos.

b) Dieta semissólida: consiste em alimentos que são úmidos, de textura macia e que requerem um grau mínimo de mastigação. As carnes são moídas, úmidas e apresentam alguma coesão. Todos os alimentos da dieta pastosa são aceitos. Dieta indicada para casos de disfagia leve à moderada.

c) Dieta branda: alimentos com textura quase normal, com exceção de alimentos muito duros ou crocantes. Vegetais e frutas necessitam de cozimento, ou devem ter consistência bem macia. Os alimentos ainda precisam estar úmidos. Indicados para pacientes com disfagia leve.

4.4. Saúde bucal do idoso

A condição da saúde bucal do idoso reflete sua condição de vida. A digestão de alimentos (principalmente fontes de carboidratos) inicia-se na boca. A boa manutenção dos dentes favorece a boa mastigação que, por sua vez, favorecerá a boa digestão dos alimentos ingeridos, promovendo uma melhor absorção de nutrientes. Desta forma, podemos afirmar que bons dentes, língua e gengiva fazem parte de uma boa saúde.

No entanto, as necessidades odontológicas de idosos são amplamente importantes. Independentemente da presença dos dentes, é necessário manter uma boa higiene bucal. A higiene bucal deve ser feita pela manhã, à noite e após cada refeição.

Deve-se sempre procurar um dentista para que ele indique a escova de dente e o fio dental que se adaptem melhor às necessidades do paciente e fazer periodicamente uma consulta para evitar situações diferenciadas como doenças periodontais, cárie dental, microstomia (diminuição da amplitude da abertura da boca), xerostomia (boca seca) e halitose (mau hálito).

A *xerostomia* ou secura da boca é a diminuição da quantidade e/ou alteração da qualidade da saliva, em razão de a uma disfunção das glândulas salivais. Quando há falta do efeito protetor da saliva, a boca e/ou a mucosa da boca se tornam mais suscetíveis às doenças periodontais, às cáries, às infecções bacterianas, fúngicas e à halitose. A boca seca também pode contribuir para ardência e rachadura dos lábios, irritação e dolorosas ulcerações na língua, dificuldades na fala, na mastigação e deglutição dos alimentos, que frequentemente conduz a problemas de digestão, diminuição do paladar e alterações na flora oral.

A secura da boca pode ser causada por diversos motivos, entre eles: envelhecimento (por atrofia e diminuição de glândulas salivares), uso de alguns medicamentos (ex.: antiácidos e antidepressivos), estresse emocional, doenças sistêmicas e metabólicas, tabagismo, tratamento quimioterápico e radioterápico, desidratação, entre outros. Utiliza-se algumas estratégias para a diminuição do desconforto oral como: higiene bucal rígida e controle na dieta, pastilhas ou goma de mascar sem açúcar, estimulação mecânica e gustativa das glândulas salivares e o uso de saliva artificial.

A **cárie dental** é uma doença oral, que geralmente afeta muitas pessoas, podendo levar a uma desnutrição localizada das estruturas dentais. Os micro-organismos comumente envolvidos na cárie são as espécies: *Actinomyces*, *C. albicans*, *S.sobrinus*, e principalmente o *S.mutans*.

Segundo Haiat (2011), existem alguns alimentos que apresentam propriedades que podem reduzir os riscos de cáries, tais como: *xilitol e polióis* (são edulcorantes, ou "adoçantes", que além de reduzir a formação de cáries também apresentam provável promoção da redução da placa bacteriana, do *S.mutans*, estimulam o fluxo de saliva, o aumento do PH e a promoção da remineralização do esmalte e dentina), *suco de cranberry* (provável redução da formação de biofilme e do *S.mutans* e ácidos produzidos por ele), *extrato alcoólico de própolis* (utilizado em bochechos, pode reduzir significativamente a quantidade de *S.mutans*), *compostos fenólicos* (provável prevenção à aderência da bactéria na cavidade bucal), e *probióticos* (provável contribuição para uma placa bacteriana menos patogênica).

A *halitose* ou mau hálito é a liberação de odores desagradáveis por meio da respiração e originários da cavidade bucal. A halitose pode ser fisiológica (principalmente por saburra lingual e pobre higiene bucal) ou patológica (principalmente por doenças periodontais), podendo impactar de forma negativa na confiança, autoimagem e a socialidade do indivíduo. Outra causa da halitose é a ingestão de alimentos como cebola ou alho – isto ocorre em razão da alta concentração de indol e de sulfetos alílicos, substâncias biologicamente ativas e ricas em enxofre, que podem se volatilizar, alterando assim, o hálito da pessoa.

Alguns alimentos, em contrapartida, podem auxiliar na diminuição da halitose, tais como: cravo-da-índia, canela e hortelã.

a) **Cravo-da-índia:** é um ótimo antisséptico, alivia a dor de dente, promove a higiene oral e previne riscos de infecções da gengiva. No entanto, não se deve exagerar no consumo do cravo, pois ele pode irritar a mucosa da boca e provocar contrações na musculatura do útero, sendo, portanto, contraindicado para gestantes.

b) **Canela:** recomenda-se mascar pedaços de canela, pois ajuda a evitar mau hábito e faz a assepsia da boca, porém deve-se ter cuidado com o excesso do consumo deste alimento, pois ela pode causar riscos para o aumento da pressão arterial.

c) **Hortelã:** O chá gelado é um excelente antivomitivo e morno pode ser usado como gargarejo e em bochechos nas inflamações da boca, das gengivas e também em ferimentos e contusões na pele. É contraindicado o uso da essência para lactantes, pois pode causar dispneia e asfixia. As pessoas que possuem cálculos biliares só devem usar a planta com indicação médica ou nutricional.

Em caso de pacientes acamados é de vital importância um acompanhamento rigoroso de enfermeiro, médico e dentista para manutenção da saúde bucal. Para higienizar adequadamente a boca (língua, céu da boca, bochechas e gengivas), recomenda-se utilizar escova dental com cerdas supermacias ou gaze enrolada no dedo, em uma espátula ou palito de sorvete, embebida em um antisséptico bucal sem álcool ou solução para higiene (½ copo de água filtrada para ½ colher de chá de bicarbonato de sódio). *Não é preciso colocar força,* massageie levemente para promover a limpeza. A higiene específica da língua pode ser feita também com auxílio de limpadores de língua. Por último, observe as condições de uso da prótese dentária, se for o caso, se não está machucando ou se está folgada demais.

4.5. Saúde bucal e DA

Estudos recentes constataram que o uso de amálgama "pasta prateada utilizada para restauração dos dentes" pode causar danos à saúde.

Amálgama é um material restaurador metálico bastante utilizado pelos dentistas. Sua composição inclui prata, estanho, zinco, cobre e cerca de 50% de mercúrio elementar, sendo este de fácil absorção. Quando inalado, é absorvido, podendo ultrapassar a barreira hematoencefálica (estrutura que protege o sistema nervoso central, impedindo ou dificultando a passagem de substâncias, da corrente sanguínea para o cérebro) ou a placenta. A concentração de mercúrio no sangue e na urina se correlaciona com o número e o tamanho das amálgamas da cavidade bucal. Seu efeito tóxico de desnaturação das proteínas inibe enzimas, interrompe o transporte de membranas e o consumo e liberação de neurotransmissores.

No cérebro, altas concentrações de mercúrio elementar estão relacionadas ao aumento de estresse oxidativo, perda celular, diminuição de SOD (superóxido dismutase) e aumento de riscos à DA. O excesso de mercúrio pode inativar neurotransmissores como acetilcolina e reduzir níveis de noradrenalina e serotonina, podendo levar a quadros de depressão, aumento de agressividade, irritabilidade, tremores, timidez, distorção da visão e audição e problemas de memória.

No entanto, possuímos mecanismos de defesas que favorecem a eliminação desses metais tóxicos. Nutrientes, como a glutationa, por exemplo, participam do processo de desintoxicação do excesso de mercúrio, sendo extremamente necessária para casos de intoxicação. O aumento da ingestão de alimentos que contenham nutrientes que promovam o aumento da síntese de glutationa é fundamental, uma vez que ela é reduzida durante este processo de detoxificação. Vejamos adiante os principais nutrientes e alimentos que auxiliam na redução dos níveis tóxicos de mercúrio.

84 | Nutrição para doença de ALZHEIMER

Quadro 6 • Os principais nutrientes que aumentam a síntese de glutationa e suas fontes alimentares.

Nutrientes que aumentam a síntese de glutationa	Fontes alimentares
Ácido alfa-lipoico	Carne vermelha, cogumelos
Cisteína	Ovo, alho, soro de leite
Flavonoides	Canela, cardamomo, curcuma
Glutationa	*Grapefruit*, abacate, alho, pêssego, melão
Niacina	Amendoim, peixes, gergelim, manjericão
Piridoxina	Carnes, lentilha, abacate, banana, ameixa
Riboflavina	Semente de girassol, abacate, espinafre
Selênio	Castanha-do-Brasil, avelã
Vitamina C	Acerola, pimentão, tomate, abacaxi, limão
Vitamina D	Peixes (ex.: bacalhau), exposição ao sol
Vitamina E	Azeite de oliva, semente de girassol, soja

Capítulo 5

Cuidadores e alimentação de idosos com DA

Diante do cenário geral da doença, emerge o fundamental papel do cuidador, que se torna responsável pelos cuidados do paciente com DA. Os cuidadores preferencialmente são o cônjuge que vive junto do idoso e que tem proximidade afetiva, conjugal, ou entre pais e filhos. Com frequência, as mulheres que desempenham esta atividade fazem-na obedecendo a normas culturais em que cabe a elas a organização da vida familiar, o cuidado dos filhos e o cuidado aos idosos.

5.1. A importância do cuidador na alimentação de indivíduos com DA

Algumas orientações devem ser seguidas pelos cuidadores para minimizar as dificuldades do idoso durante a alimentação:

- é importante manter a rotina de horários e os locais das refeições, de preferência, junto com todos os membros da família;
- é mais fácil para o idoso comer com a colher do que com o garfo, mantendo assim a compreensão e o respeito. Talheres adaptados, próprios para indivíduos com necessidades especiais, podem ser utilizados;
- no horário da refeição, mostrar ao idoso um relógio (com números grandes), para que ele veja a hora, e procure entender que está com fome e que é hora de sentar à mesa;

- servir refeições bem variadas, em pequenas porções e de fácil deglutição;
- orientar o idoso de que é preciso mastigar bem os alimentos sólidos (ex.: carne e arroz), e que pode engolir sem problemas os alimentos batidos, como o feijão batido, os legumes amassados e o purê;
- ter muita paciência e bom humor, para que esta parte do dia seja boa e prazerosa para o idoso e para toda família;
- dar líquidos durante o dia todo. Oferecer líquidos variados: água, sucos, iogurtes e chás.

O cuidador também deve provar a refeição servida, a fim de verificar a temperatura e o sabor, pois o idoso com demência muitas vezes não percebe se o alimento está muito quente ou muito frio, amargo ou azedo, em pouca ou muita quantidade. Após as refeições, o cuidador deve observar a higiene bucal do paciente, se ele está escovando os dentes corretamente, lavando a prótese dentária e sua cavidade oral. Se o paciente estiver acamado ou mais debilitado, veja o tópico "saúde bucal do idoso" na página 80.

5.2. Cuidados com o cuidador

A complexidade da DA pode repercutir de forma negativa sobre o cuidador, sendo este merecedor de atenção especializada dos profissionais e dos serviços de saúde, no que concerne à educação em saúde, pois muitas vezes desconhece as condutas adequadas frente às manifestações das doenças e às exigências de cuidar de um idoso fragilizado.

A necessidade de cuidados ininterruptos e o difícil manejo das manifestações psiquiátricas e comportamentais, somados à vivência dos laços emocionais, tanto positivos como negativos, e às experiências do convívio anterior à instalação da doença, produzem desgaste físico, mental e emocional.

O cuidador pode apresentar um alto nível de ansiedade, tanto pelo sentimento de sobrecarga quanto por constatar que sua estrutura familiar está sendo afetada pela modificação dos papéis sociais. Além disso, o cuidador é cotidianamente testado em sua capacidade de discernimento e adaptação à nova realidade, que exige dedicação, responsabilidade, paciência e, também, abnegação. Ele assume um compromisso que transcende uma relação de troca; aceita o desafio de cuidar de outra pessoa, sem ter qualquer garantia de retribuição, ao mesmo tempo em que é invadido por sua carga emocional, podendo gerar sentimentos ambivalentes em relação ao idoso, testando seus limites psicológicos e sua postura de enfrentamento perante a vida.

PARTE III

RECEITAS PRÁTICAS E NUTRITIVAS

Nesta terceira parte da obra, serão apresentadas receitas nutritivas, fáceis e práticas para o dia a dia, visando à prevenção da DA e do declínio cognitivo. Estas receitas podem ser chamadas de "inteligentes" em razão dos seus maravilhosos ingredientes que exalam sabor, saúde e vitalidade.

As pesquisas têm encontrado uma importante relação entre uma dieta rica em frutas, verduras, legumes, cereais integrais, peixes, azeite de oliva e pouca gordura saturada e a prevenção da DA, em razão da sua grande concentração de vitaminas, antioxidantes e substâncias neuroprotetoras. Acredita-se que adotar uma dieta rica com estes alimentos pode reduzir em até 40% os riscos de desenvolver demência e DA. Dessa forma, buscamos incluir esses elementos, em cada uma das receitas, para melhor manutenção e funcionamento do processo cognitivo.

No entanto, enfatizamos que não foram observados resultados expressivos do uso de determinada dieta ou de específico nutriente no retardo da progressão da doença, sendo necessário um acompanhamento multidisciplinar com profissionais capacitados como: nutricionista, médico, fisioterapeuta, fonoaudiólogo, entre outros, para que haja uma melhora eficaz e progressiva no quadro clínico de pacientes portadores da DA.

Assim, para que não haja prejuízos ao estado nutricional de pacientes já acometidos pela doença, os principais objetivos da nutrição são: assistência ao valor calórico e nutricional, textura, consistência e palatibilidade dos alimentos. Vejamos a seguir formas práticas e saudáveis de atingir esses objetivos.

Café da manhã

Biscoito de coco integral

 15 porções

INGREDIENTES
½ xícara de chá de farinha de trigo sarraceno
½ xícara de chá de farinha de amaranto
¼ de xícara de açúcar mascavo
½ xícara de chá de coco fresco ralado
25 g de nozes picadas
25 g de amêndoas picadas
½ colher (chá) de bicarbonato de sódio
½ colher (chá) de fermento em pó (opcional)
1 colher de chá de canela em pó
½ colher de chá de cacau em pó (de preferência orgânico)
2 colheres de sopa rasa de melado de cana
50 ml de óleo de coco virgem
1 colher de sopa de leite de coco

MODO DE PREPARO
- Coloque a farinha de trigo, o amaranto, o açúcar, o coco, as nozes e as amêndoas em um recipiente grande; peneire o bicarbonato, o fermento, a canela e o cacau em pó e misture bem.
- Em outro recipiente misture (sem bater) com o fuá ou a colher o melado, o óleo de coco (se necessário aqueça-o em fogo baixo para atingir consistência líquida) e o leite.
- Despeje os ingredientes líquidos sobre os ingredientes secos e bata até obter uma mistura homogênea e espessa.
- Modele os biscoitos utilizando as mãos ou um modelador de sua preferência.
- Unte um refratário ou utilize um tapete de silicone antiaderente. Disponha os biscoitos modelados e asse-os em forno pré-aquecido a 180º C durante 15 minutos ou até que estejam dourados.

Creme de canjica com frutas vermelhas

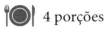 4 porções

INGREDIENTES
    140 ml de creme de canjica
    ½ colher de chá de canela em pó
    1 colher de chá de farinha de linhaça
    2 xícaras de frutas vermelhas (morango, amora, framboesa)
    ¹/₃ xícaras de granola caseira
    1 colher de chá de extrato de agave para adoçar (opcional)
    5 gotas de extrato de baunilha

MODO DE PREPARO
Em uma tigela, misture bem o creme de canjica, a canela e a linhaça até obter um creme homogêneo. Divida-o em 2 porções e reserve. Lave e escorra as frutas vermelhas, divida em 2 porções e reserve.

MONTAGEM
Separe 2 taças e em cada uma delas coloque uma parte do creme de canjica, uma porção de granola e outra de frutas vermelhas, uma porção de creme de canjica, granola e outra de frutas vermelhas. Leve à geladeira por 2 horas e sirva.
    Perfume o creme de canjica com especiarias, como anis e sementes de papoula.

Creme de canjica
Após deixar a canjica de molho entre 12 e 24 horas, escorra a água e reserve.
    Ferva ¼ de xícara de canjica em 1 litro de água filtrada, em fogo baixo, durante 15 minutos na panela de pressão. Desligue o fogo e deixe esfriar por alguns minutos.
    Retire os grãos cuidadosamente e bata-os, acrescentando aos poucos a água do cozimento, até obter uma consistência cremosa e homogênea. Sirva, usando-o em preparações como: bolos, pães, biscoitos, tortas, purês, mingaus, iogurtes, pudins, flans, mousses, panquecas e vitaminas, ou com frutas.

Granola caseira

 1 porção

INGREDIENTES
- $1/3$ de xícara de óleo de coco virgem
- 2 colheres de sopa de gengibre ralado
- ½ xícara de melado ou extrato de agave
- ½ xícara de aveia em flocos grandes
- 2 xícaras de quinoa em flocos grossos
- 2 xícaras de *corn flakes* (flocos de milho) sem açúcar
- 1 colher de chá de composto de especiarias (canela, noz moscada e açaí em pó)
- 8 amêndoas, picadas grosseiramente
- 4 castanhas-do-Brasil picadas grosseiramente
- 2 unidades de bananas-passas
- 2 colheres de gergelim branco integral
- 2 colheres de chia em grão

MODO DE PREPARO
- Em um recipiente médio, incorpore o óleo, o gengibre e o melado ou o extrato de agave.
- Em outro recipiente misture os alimentos secos: a aveia, a quinoa, o *corn flakes*, o composto de especiarias, as amêndoas, as castanhas, as bananas-passas, o gergelim e a chia.
- Com o auxílio de suas mãos, incorpore os ingredientes secos com os líquidos até que fique uma mistura uniforme.
- Pré-aqueça o forno em temperatura de 160º C. Unte a forma para facilitar a retirada da granola e espalhe a mistura por igual.
- Asse a granola por aproximadamente 20 minutos ou até dourar.
- Sirva-a com iogurtes, frutas ou leite.

Muffin de banana verde e castanha-do-Brasil

 12 porções

INGREDIENTES
¼ xícara de chá de farinha de banana verde
¾ xícara de chá de farinha de arroz
1 xícara de açúcar mascavo
1 colher de chá de canela em pó
1 colher de café de noz moscada
2 xícaras de chá de biomassa de banana verde
1 colher de sopa de mel ou melado de cana
3 unidades de ovos (claras em neve)
½ copo de óleo de coco
1 copo de leite de quinoa
1 colher de sopa de fermento em pó
100 g de castanha-do-Brasil

MODO DE PREPARO
- Em um recipiente médio coloque os ingredientes secos: a farinha da banana verde, a farinha de arroz, o açúcar mascavo, a canela, a noz moscada e mexa.
- Em outro recipiente médio coloque os ingredientes líquidos e pastosos: a biomassa da banana verde, o mel ou melado, a gema dos ovos, o óleo de coco, o leite de quinoa e bata-os até que se torne uma mistura homogênea.
- Junte os ingredientes líquidos e pastosos aos secos e bata-os até formar uma massa homogênea.
- Acrescente o fermento em pó e as castanhas e incorpore as claras em neve.
- Posicione em fôrmas untadas com manteiga sem sal e farinha de arroz e leve ao forno pré-aquecido à temperatura de 180º C por aproximadamente 40 minutos. Deixe esfriar e sirva-os com sucos, vitaminas ou frapês.

A banana é uma fruta rica em carboidrato, fibra, potássio, vitamina B6, fósforo e magnésio, oferecendo assim muitos benefícios ao organismo. No entanto, a banana, ainda quando verde e cozida, pode ser uma opção muito saborosa e nutritiva. A polpa da banana verde apresenta alto teor de amido resistente (substância similar ao das fibras alimentares). O amido resistente (um carboidrato de baixo índice glicêmico, que resiste à digestão no intestino delgado) pode ser fermentado e utilizado pelas bactérias benéficas do intestino grosso, contribuindo para a prevenção do desenvolvimento de diversas enfermidades como câncer de intestino, diabetes e colesterol alto. O preparo da banana verde é muito simples.

PARA PREPARAR A BIOMASSA:

- Lavar com esponja e água 8 unidades de banana verde com a casca. Depois da lavagem, cortar as pontas sem deixar aparecer a polpa.
- Coloque água para ferver em uma panela de pressão, suficiente para cobrir as bananas. Quando a água já estiver fervendo, coloque as bananas com casca e tampe a panela de pressão. Quando iniciar a pressão, cozinhe-as por aproximadamente 10 minutos e desligue a panela. Espere o vapor escapar naturalmente. Após todo o vapor ser liberado, abra a panela, descasque as bananas uma a uma e coloque no liquidificador com um pouco da água do cozimento para bater até virar uma pasta cremosa e homogênea.
- Armazene na geladeira em vasilha de vidro, no máximo até 5 dias, temperatura de 10 graus. Acima de 5 dias o seu armazenamento deve ser feito no congelador por no máximo 3 meses. Neste caso, será necessário um reprocessamento para utilizá-la, colocando em fogo baixo com um pouco de água até ficar cremosa novamente. A biomassa pode ser utilizada como um espessante alimentar em sopas, sucos, purês, iogurtes, bolos, pães, molhos, pudins, polentas, omeletes, carnes, tortas e gelatinas.

Mingau de aveia com leite de quinoa

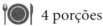 4 porções

INGREDIENTES
    200 ml copo de leite de quinoa
    2 colheres de sopa de leite de coco
    3 colheres de sopa de farelo de aveia ou aveia em flocos finos
    1 ovo
    1 colher de sobremesa de melado de cana
    1 colher de chá de açaí em pó

MODO DE PREPARO
- Em uma panela média adicione o leite de quinoa, o leite de coco, a aveia, o ovo e mexa até que se torne uma mistura homogênea.
- Leve ao fogo baixo por aproximadamente 5 minutos.
- Acrescente o melado e mexa por mais 3 minutos. Desligue o fogo e adicione o açaí.
- Mexa e sirva-o com frutas.

Leite de quinoa

Ferva ¾ de xícara de quinoa em grão em 1 litro de água filtrada, em fogo baixo, durante 15 minutos. Desligue o fogo e deixe esfriar por alguns minutos.

    Bata tudo no liquidificador, acrescentando a água do cozimento, até obter uma consistência cremosa e homogênea. Sirva, usando-o em preparações como bolos, pães, biscoitos, tortas, purês, mingaus, iogurtes, pudins, flans, mousses, panquecas e vitaminas.

Panqueca de frutas tropicais

 2 porções

INGREDIENTES
    ½ xícara de farinha de trigo sarraceno
    ½ xícara de farinha de painço

1 colher de chá de fermento em pó
1 colher de sopa de melado
1 ¼ copos de leite de cabra
1 ovo
1 colher de chá de óleo de soja
250 g de morangos cortados ao meio
150 g de framboesa
150 g de mirtilo fruta (*blueberries*)
2 colheres de sopa de iogurte desnatado
2 gotas de essência de baunilha

MODO DE PREPARO

- Em um recipiente grande peneire a farinha de trigo, a farinha de painço e o fermento. Em outro recipiente misture (sem bater), com o fuá ou colher, o melado, o leite e o ovo.
- No recipiente de ingredientes secos incorpore os líquidos lentamente até obter uma massa homogênea. Cubra o preparo e deixe-o descansar por 30 minutos.
- Pré-aqueça uma frigideira antiaderente de 20 cm de diâmetro em fogo brando. Adicione o óleo e ¼ de xícara do preparo para cada panqueca. Deixe assar até que a borda obtenha uma cor dourada.
- Vire a panqueca e asse por mais 1 ou 2 minutos ou até dourar.
- Para servir, coloque a panqueca quente em um prato raso e acrescente as frutas e o iogurte com baunilha.

Pão de grãos germinados

 1 porção

INGREDIENTES

1 xícara de chá de grãos de trigo integral
1 xícara de chá de sementes de linhaça
1 xícara de chá de sementes de gergelim
¼ xícara de chá de grãos de quinoa

2 colheres de sopa de água morna

1 ¼ colher de chá de levedura seca

2 colheres de sopa de melado de cana ou extrato de agave

1 colher de chá de canela em pó

1 colher de chá de sal marinho

1 colher de sopa de óleo de coco virgem

1 xícara de chá de mirtilo (*blueberry*) fresco ou congelado ou uva passas brancas

MODO DE PREPARO

PARTE 1 – processo de germinação dos grãos e sementes

- Lave as sementes para remover qualquer partícula estranha.
- Coloque os grãos de trigo e quinoa em potes de vidro individualizados e cubra com água filtrada. Cubra o vidro com um pedaço de tecido e prenda com um elástico. Deixe de molho entre 8 e 12 horas. É importante ter dois ou três dedos de água sobre os grãos, porque eles vão expandir-se e absorver a água. Escorra a água. Enxágue bem os grãos sob a torneira. Coloque o vidro inclinado e emborcado em uma pia em lugar sombreado e fresco. Enxágue pela manhã e à noite. Nos dias quentes é preciso lavar mais vezes para que os grãos mantenham umidade suficiente para se desenvolver.
- Faça este procedimento de enxágue, durante 1 a 3 dias ou até que atinjam crescimento de 1 a 5 cm de altura. Para germinar as sementes de linhaça e gergelim, deixe-as de molho de 8 a 12 horas. Após a germinação/hidratação dessas sementes, irá se obter uma consistência de gel (tipo clara de ovo) que são as fibras do gergelim e da linhaça (mucilagem, ligninas e lignanas), cujo papel na nutrição está sendo relacionado principalmente ao controle de colesterol, diabetes e outros.

PARTE 2 – preparo da massa

- Seque os grãos germinados com um papel toalha para retirar a umidade. Divida os grãos em dois lotes separados para melhor processá-los. Em um processador de alimentos, adicione as sementes hidratadas e os grãos germinados, processe-os até formar uma massa homogênea. Isso deve demorar alguns minutos por lote.

- Em uma tigela pequena, misture a água morna e o fermento com um garfo. Deixe descansar por 5 a 10 minutos para que o fermento seja ativado.
- Coloque os grãos processados em forma de purê sobre uma superfície plana e limpa. Adicione a mistura de fermento, o xarope de agave ou melado de cana e sal. Misture os ingredientes delicadamente.
- Sove por 10 minutos, aquecendo a massa com o calor de suas mãos. A massa irá obter uma consistência mais úmida, firme e pegajosa por causa da ativação do glúten.
- Cubra a massa com o óleo de coco, coloque em uma tigela e cubra-a com um saco plástico. Deixe crescer por cerca de 1 hora e meia.
- Achate a massa, pressionando as bolhas de ar que possam estar presentes, e deixe descansar novamente, coberto por mais 1 hora e meia.
- Pré-aqueça o forno a 180º C. Achate a massa novamente para empurrar as bolhas de ar. Coloque-a em uma forma de pão untada e cubra com mirtilo ou uvas-passas. Deixe a massa descansar por 45 minutos, cobrindo-a com um saco plástico. Asse por 45 minutos ou até dourar. Retire da forma quando esfriar completamente. Guarde-o em um saco zip-loc para o frescor ideal.

O pão de grãos germinados é um alimento extremamente nutritivo e de alta digestibilidade. A germinação potencializa o conteúdo de vitaminas e minerais naturalmente presentes nos grãos, sendo o mio-inositol hexafosfato (IP6) a principal fonte de energia para a germinação das plantas. O IP6 é considerado um potente antioxidante atuando na prevenção da formação de radicais livres, responsáveis pela carcinogênese e lesão da célula.

Refeições principais

Filé de peixe no papillote

 4 porções

INGREDIENTES
  4 filés de peixe (ex.: filés de linguado)
  2 colheres de sobremesa de alho picado
  50 ml de suco de limão-galego
  sal marinho a gosto
  2 folhas de papel manteiga
  4 colheres de café de manteiga sem sal
  4 pitadas de gersal
  2 tomates sem pele, sem semente e em rodelas finas
  1 alho-poró médio em rodelas finas
  1 cebola roxa pequena
  1 colher de chá de pimenta-do-reino
  1 limão siciliano em rodelas finas (higienizados e com casca)
  ½ xícara de ramos de endro ou alecrim fresco higienizado e picado
  5 folhas de manjericão

MODO DE PREPARO
- Em um recipiente médio tempere o filé de linguado com o alho, o limão e o sal. Pré-aqueça o forno em temperatura média de 180º C.
- Corte as folhas de papel manteiga ao meio. Posicione o peixe no centro do papel. Coloque sobre os filés a manteiga e o gersal, rodelas de tomate, alho-poró, cebola roxa. Polvilhe pimenta-do-reino e feche o papillote.
- Numa assadeira, arrume os 4 papillotes e leve-os para assar por aproximadamente 15 ou 20 minutos. Decore-o com as rodelas de limão, ramos de endro ou alecrim fresco e manjericão. Sirva com salada e vegetais.

Abacaxi havaiano recheado com arroz

 6 porções

INGREDIENTES
- ½ colher de sobremesa de óleo de coco extravirgem
- ½ cebola média picada
- 1 colher de sobremesa de alho picado
- ¼ de talo de alho-poró picado
- 400 g de arroz integral cateto pré-cozido
- 2 colheres de sopa de gergelim branco com casca
- 6 unidades de castanha de caju sem sal
- 1 cenoura média ralada
- 1 tomate pequeno picado
- ¼ de pimentão amarelo ou vermelho picado
- 3 ramos de salsinha
- 1 ramo de manjericão
- ½ ramo de orégano fresco ou 1 colher de sobremesa de orégano seco
- 1 colher de café de curcuma em pó
- ½ abacaxi Havaiano
- 1 ramo de hortelã

MODO DE PREPARO
- Em uma panela Wok aqueça o óleo de coco. Doure a cebola e o alho, acrescentando o alho-poró e o arroz pré-cozido, misture-os por alguns minutos.
- Em uma frigideira pequena doure o gergelim e as castanhas e reserve-os.
- Na panela Wok adicione a cenoura, tomate e o pimentão. Desligue o fogo e polvilhe o arroz com a salsinha, o manjericão, o orégano, o curcuma, o gergelim e as castanhas tostadas.
- Coloque o arroz no abacaxi (sem a polpa) e o decore com folhas de hortelã.

Sardinha Escabeche

 5 porções

INGREDIENTES
- 1 kg de filé de sardinha
- 2 colheres de sopa de óleo de coco
- 4 dentes de alho amassadinhos
- 1 pitada de páprica doce
- 1 pitada de sal marinho
- 2 cebolas cortadas em rodelas
- 1 tomate cortado em rodelas
- 1 pimentão verde cortado em tiras finas
- 1 pimentão amarelo cortado em tiras finas
- ¼ xícara de suco de limão siciliano
- 2 folhas de louro
- 1 ramo de coentro
- 1 ramo de salsinha
- 1 colher de café de gersal
- pimenta dedo de moça a gosto.

MODO DE PREPARO
- Limpe as sardinhas retirando a cabeça e se preferir retire a espinha.
- Em uma panela de pressão, aqueça o óleo de coco e doure o alho.
- Adicione a páprica e o sal.
- Faça camadas de cebola, sardinha, tomate, pimentão verde e amarelo.
- Finalize com o suco de limão, louro, coentro, salsinha, gersal e pimenta.
- Leve ao fogo médio e cozinhe por 25 minutos na panela de pressão.
- Após o cozimento, leve para gelar e sirva o prato com saladas, pães, aperitivos ou, então, como prato principal.

O DHA, um ácido graxo ômega 3, encontrado no salmão, na sardinha, no arenque, na cavalinha, no atum, na linhaça, na chia e nas nozes, pode retardar o acúmulo da proteína TAU e reduz os níveis de proteína β-amiloide, um fator importante na diminuição do risco de demência, incluindo DA.

Pacotinho de berinjela grelhado

 12 porções

INGREDIENTES
    2 unidades grandes de berinjela
    225 g de mussarela de búfala
    2 unidades médias de tomate italiano
    16 manjericões de folhas-largas
    1 colher de chá de orégano fresco
    2 colheres de sopa de óleo de canola ou girassol
    1 pitada de sal marinho

MOLHO
    4 colheres de sopa de azeite de oliva extravirgem
    1 colher de sopa de vinagre balsâmico
    1 colher de pasta/purê de tomate seco
    1 colher de sopa de suco de limão
    2 colheres de sopa de castanhas picadas (escolha a de sua preferência)

MODO DE PREPARO
- Remova as laterais da berinjela e corte-a com casca, no sentido do comprimento. Corte 16 fatias de aproximadamente 5 mm de espessura cada.
- Cozinhe as berinjelas ao vapor por 2 minutos e reserve.
- Corte a mussarela e o tomate em 8 fatias médias.

- Pegue 2 fatias de berinjela e sobreponha-as na assadeira em formato de cruz. No centro da cruz, acrescente o tomate, algumas gotas de molho, o manjericão, a mussarela e o orégano.
- Envolva os ingredientes dobrando as pontas da berinjela em direção ao centro. Repita o processo até a finalização dos ingredientes restantes.
- Descanse os pacotinhos por 20 minutos em refrigeração.

MOLHO
- Bata no liquidificador todos os ingredientes, com exceção das castanhas, e reserve-os.
- Pré-aqueça o Grill por aproximadamente 5 minutos.
- Pincele os pacotinhos com óleo e grelhe-os por 5 minutos cada lado.
- Polvilhe os pacotinhos, com castanhas e manjericão. Em seguida, sirva-os com molho.

Sardinha crocante assada

 7 porções

INGREDIENTES
1 kg de sardinhas norueguesas limpas
3 dentes de alho picado
Suco de 1 limão
Sal a gosto
Pimenta-do-reino a gosto
2 xícaras de chá de farinha de milho
1 xícara de chá de amaranto em flocos
Mistura de ervas: salsa, manjericão, manjerona, alecrim, orégano a gosto
1 colher de chá de gersal
Raspas de 1 limão
2 claras para empanar
2 colheres de sopa de óleo de coco

MODO DE PREPARO
- Tempere as sardinhas com suco de limão, alho, sal e pimenta.
- Em um recipiente médio misture a farinha de milho, o amaranto, a mistura de ervas, o gersal e as raspas de limão e reserve.
- Passe na parte oposta a pele nas claras e depois na farofa, sem empanar a pele.
- Pré-aqueça o forno a 180º C.
- Em uma assadeira coloque o óleo de coco e posicione as sardinhas com a parte da pele virada para baixo.
- Leve ao forno e asse por 30 minutos ou até dourar.

Arroz integral com cogumelos

 4 porções

INGREDIENTES
  2 colheres de sopa de óleo de coco
  ½ talo de alho-poró picado
  100 g de cogumelos champignon frescos
  2 colheres de sopa de tomate picado (sem pele e sem semente)
  200 g de arroz integral cateto ou preto cozido
  1 unidade de cenoura média ralada
  ¼ xícara de chá de nozes picado
  15 g de folhas de sálvia picada
  ½ colher de chá de raspas de limão

MODO DE PREPARO
- Em uma frigideira, refogue o alho, os cogumelos e o tomate por aproximadamente 5 minutos.
- Adicione o arroz, a cenoura e as nozes. Mexa bem e finalize o prato com as folhas de sálvia e limão.

Champignon é o cogumelo mais consumido no mundo, devido ao seu sabor e textura. Esse tipo de cogumelo apresenta atividade antitumoral e atuação positiva no sistema de defesa do organismo. Os cogumelos apresentam boa quantidade de fibras, proteína, carboidrato, potássio, cobre, ácido alfa-lipóico, vitaminas do complexo B (exceto vitamina B12) entre outras vitaminas e minerais.

Como comprar cogumelos frescos?

Prefira os cogumelos mais macios e firmes, sem partes danificadas ou com cheiro estranho. Não leve para casa cogumelos pegajosos, duros ou elásticos. No caso do Champignon de Paris, evite os que estejam muito sujos.

Como higienizar os cogumelos frescos?

Limpe os cogumelos com uma toalha de papel úmida, para eliminar resíduos de terra, e corte a ponta dos talos ou retire-os quando estiverem duros ou muito sujos. Não enxágue ou os deixe de molho em água, pois ficarão encharcados e perderão o sabor.

Após abertos e retirados da embalagem que foram vendidos, os cogumelos devem ser armazenados em um saco de papel (ex. saco de pão). O saco de papel irá absorver o excesso de água dos cogumelos, evitando a deterioração precoce do mesmo.

Moussaka de grãos de soja

 1 porção

INGREDIENTES
    1 unidade média de berinjela
    1 colher de sopa de óleo de girassol ou milho
    1 unidade pequena de cebola cortada em rodelas finas
    1 dente de alho amassado
    200 g de grão de soja cozido
    25 g de amendoim torrado sem sal
    2 tomates maduros, sem pele e sem semente
    1 colher de sopa de massa de tomate natural

½ colher de sopa de orégano fresco
¼ xícara de chá de vinho branco
3 colheres de sopa salsa picada
45 g (3 fatias finas) de queijo branco *light* ou tofu

MODO DE PREPARO
- Pré-aqueça o forno em temperatura de 180º C. Corte a berinjela em duas partes no sentido longitudinal. Retire a polpa com uma colher e reserve as cascas em formato de canoas. Pique a polpa e reserve para o recheio.
- Em uma frigideira adicione o óleo de girassol, a cebola e o alho e deixe cozinhar por 1 ou 2 minutos. Em seguida, acrescente a polpa de berinjela, a soja, o amendoim, o tomate, a massa de tomate, o orégano e o vinho. Cozinhe por mais 3 minutos ou até que o líquido seja reduzido.
- Recheie as berinjelas e cubra-a de queijo branco. Leve ao forno por 50 minutos. Sirva-a com salada natural ou arroz integral.

Tomate recheado com quinoa e legumes

 8 porções

INGREDIENTES
8 unidades grandes de tomate débora
1 unidade pequena de cebola *brunoise*
2 dentes de alho picados
1 colher de sopa de óleo de canola ou girassol
150 g de quinoa em grão
30 g de tomate seco picado
½ unidade de cenoura *brunoise*
2 unidades de cogumelos de Paris fresco fatiados
300 ml de caldo natural de vegetais
15 g de folhas de manjericão picado
10 g de uvas-passas

½ colher de chá de raspas da casca do limão
1 colher de chá de gengibre ralado

MODO DE PREPARO
- Corte uma tampa dos tomates. Retire a polpa e uma tampa fina por baixo, para poder apoiá-lo.
- Em uma frigideira, doure o alho e a cebola em 1 colher de sopa de óleo.
- Misture a quinoa, o tomate seco, a cenoura, o cogumelo higienizado, vargem e o caldo de vegetais.
- Cubra e deixe cozinhar por aproximadamente 10 minutos, mexendo esporadicamente até o cozimento parcial do arroz.
- Adicione à mistura o manjericão, as uvas-passas, as raspas de limão e o gengibre.
- Recheie o tomate com o preparo de quinoa.
- Pré-aqueça o forno em 170° C, por 15 minutos.
- Distribua os tomates recheados com as tampas em uma assadeira untada. Leve ao forno médio por 35 ou 40 minutos, até os tomates ficarem macios e a quinoa cozida completamente.
- Decore os tomates com folhas de hortelã e sirva-os em seguida.

A *quinoa* apresenta nutrientes que atuam na síntese e na modulação de neurotransmissores como o magnésio, o zinco, o cobre, o manganês, o cálcio e as vitaminas B1, B2, B3 e B6. Além de ser um expressivo perfil de aminoácidos, incluindo o triptofano.

Lentilha com legumes

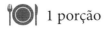 1 porção

INGREDIENTES
2 colheres de sopa de óleo de girassol
2 dentes de alho picado
1 tomate pequeno picado e sem pele

1 maxixe pequeno picado e higienizado
½ abobrinha média picada
½ cenoura média ralada
½ xícara de chá de lentilha cozida
2 ramos de espinafre picados grosseiramente
Salsa picada a gosto
3 folhas de louro

MODO DE PREPARO
- Doure o óleo e o alho. Acrescente o tomate, o maxixe, a abobrinha e a cenoura e refogue por alguns minutos. Adicione a lentilha com um pouco da água do cozimento, deixe apurar e coloque o espinafre, a salsa e o louro.
- Sirva imediatamente.

Torta de liquidificador

 12 porções

INGREDIENTES
2 ovos
2 ½ xícaras de farinha de arroz
2 copos americanos de água
¾ xícara de óleo vegetal
½ colher de sopa de fermento em pó
1 pitada de sal
recheio a gosto

MODO DE PREPARO
- Bata tudo no liquidificador. Unte uma assadeira pequena.
- Coloque metade da massa, recheie com palmito, legumes e verduras, azeitona, frango desfiado ou frutas.
- Coloque o restante da massa e leve ao forno pré-aquecido a 180º C e asse a massa por aproximadamente 30 minutos.

Hambúrguer de frango com ervas finas

 10 porções

INGREDIENTES
   200 g de grão-de-bico cozido
   100 g de mandioquinha cozida
   300 g de peito de frango triturado
   1 colher de sopa de óleo de coco ou azeite de oliva
   2 colheres de sopa de cogumelos frescos triturados
   1 colher de sopa de cenoura ralada
   1 colher de chá de tomilho, cebolinha e manjericão
   1 colher de sopa de vinagre balsâmico

   MODO DE PREPARO
- Em um recipiente, misture todos os ingrediente com as mãos.
- Faça os hambúrgueres uniformemente e asse-os em fogo médio por aproximadamente 25 minutos ou grelhe.
- Sirva-os com legumes, saladas ou arroz.

Purê de batata com mandioquinha

 4 porções

INGREDIENTES
   400 g de batata picada em cubos médios
   200 g de mandioquinha picada em cubos médios
   Sal marinho a gosto
   1 colher de sopa de *ghee* (manteiga-clarificada)
   ¼ de xícara de chá de leite quente

MODO DE PREPARO
- Em uma panela a vapor cozinhe as batatas e as mandioquinhas com sal por aproximadamente 15 minutos.

- Em um recipiente grande adicione as batatas e as mandioquinhas ainda quentes e amasse-as com um garfo.
- Acrescente a manteiga e o leite e amasse-os até que se torne uma mistura pastosa e homogênea.

Omelete de legumes

 2 porções

INGREDIENTES
 3 ovos
 ½ cebola pequena brunoise
 2 dentes de alho brunoise
 1 tomate pequeno cru picado e sem pele
 ½ batata média cozida *al dente* e picada
 ½ cenoura crua ralada
 1 colher de sobremesa de salsa, cebolinha, manjericão e hortelã
 Fio de óleo de milho ou girassol
 1 colher de chá de curcuma em pó

MODO DE PREPARO
- Em uma tigela bata todos os ingredientes (com exceção da curcuma) com o auxílio de uma colher ou fué.
- Em uma frigideira, aqueça o óleo e acrescente a massa. De um lado, deixe dourar por alguns minutos e vire-a, adicione a curcuma e deixe dourar por mais alguns minutos.
- Sirva-o com verduras à vontade.

Os polifenóis contidos na curcuma, no vinho, no tomate, no pimentão e nas ervas são altamente antioxidantes, pois neutralizam a decadência intelectual e física.

Sopas e entradas
Salada mista com *croutons*

 2 porções

INGREDIENTES

5 folhas de alface roxa
5 folhas de alface crespa
5 folhas de chicória
5 ramos de agrião
5 folhas de rúcula
5 folhas de radicchio
10 unidades de tomate cereja
1 unidade pequena de laranja-pera
100 g de tofu cortado em cubos
¼ de cebola roxa cortada em rodelas finas
1 colher de sobremesa de azeite de oliva extravirgem
½ colher de chá de sal marinho
25 ml de suco de limão (½ limão)
4 ramos de orégano fresco
1 colher de sobremesa de gergelim preto
½ xícara de chá de *croutons*
¼ xícara de chá de amendoim torrado e picado

MODO DE PREPARO
- Em recipiente grande, combine todos os ingredientes e sirva-os imediatamente.

Salada rica em ácido fólico, cálcio, ferro, vitaminas do complexo B (exceto vitamina B12), gorduras insaturadas e fibras, que melhoram o trânsito intestinal e o perfil plasmático das gorduras, atuando na diminuição do colesterol.

Salada tropical

 4 porções

INGREDIENTES
    250 g de alface crespa
    ½ unidade média de pepino em tiras finas
    ½ unidade média de cenoura em tiras finas
    10 unidades de morangos frescos picados
    6 folhas de hortelã
    1 pitada de sal marinho
    ½ limão-siciliano
    1 pitada de pimenta-do-reino
    1 colher de sopa de azeite de oliva extravirgem

MODO DE PREPARO
- Lave e escorra cuidadosamente a alface, rasgue-a com as mãos e coloque numa saladeira.
- Retire as pontas do pepino e da cenoura higienizada, e corte-os em tiras finas. Junte à alface.
- Enxágue os morangos em água corrente, escorra-os e elimine os cabos. Corte-os em quatro partes e junte-os à alface, ao pepino e à cenoura
- Lave as folhas de hortelã, seque com papel toalha e corte-as em tiras finas com a tesoura.
- Tempere a salada com sal, limão, pimenta e azeite, somente no momento de servir, misturando delicadamente.

Salada de espaguete de 10 minutos

 2 porções

INGREDIENTES
    70 g de macarrão de arroz fino (*bifum*)
    4 xícaras de água filtrada

½ unidade de cebola
5 unidades de camarão sem pele
4 unidades de ervilha torta
1 cenoura média ralada
¼ xícara de amendoim torrado
1 colhe de chá de gengibre ralado
1 colher de sopa de vinagre balsâmico
½ colher de sopa de mel
1 colher de sopa de azeite
Ervas (salsa, cebolinha, manjericão, hortelã) a gosto
Sal a gosto

MODO DE PREPARO
- Em um recipiente deixe o macarrão de arroz submerso em água quente por aproximadamente 9 minutos; escorra-o e reserve. Em uma panela média, refogue a cebola, ferva o camarão e a ervilha torta por aproximadamente 7 minutos.
- Em um recipiente grande, misture todos os ingredientes e sirva-os imediatamente.

Sopa cremosa de abóbora com ervas finas

 4 porções

INGREDIENTES

2 xícaras de água mineral
1 kg de abóbora-manteiga cortada em cubos médios
1 unidade grande de cebola cortada grosseiramente
3 talos de aipo (salsão) cortados grosseiramente
1 unidade de tomate maduro picado
2 unidades médias de cenoura cortada grosseiramente
2 dentes de alho picados
1 colher de chá de páprica picante

½ colher de chá de curcuma
1 pitada de sal marinho
25 g de semente de abóbora sem casca e picada
1 colher de sopa de salsa picada
1 colher de sopa de cebolinha picada
1 colher de sopa de endro

MODO DE PREPARO
- Corte e higienize os legumes e as hortaliças. Leve todos os ingredientes ao fogo médio (exceto a salsa, a cebolinha e o endro) e deixe-os cozinhar por 10 minutos na panela de pressão.
- Deixe esfriar por 5 minutos e bata-os no liquidificador até se tornar uma preparação cremosa.
- Decore o prato com as ervas. E sirva-o com torradas.

Sopa minestrone

 4 porções

INGREDIENTES
½ xícara de cebola picada
3 dentes de alho
1 xícara de aipo fatiado
1 xícara de cenoura cortada em cubos
1 chuchu médio picado
100 g de abobrinha
4 unidades médias de vagem picada
100 g de tomate italiano sem pele e sem semente
1 colher de sopa de soja ou girassol
½ xícara de grãos de feijão cozido
500 ml de água filtrada
1 colher de sopa de folhas frescas de manjericão picadas
4 colheres de sopa de extrato de tomate natural
½ xícara de macarrão parafuso cozido

½ colher de chá de sal marinho
4 ramos de cebolinha picada
1 colher de sopa de salsa fresca
1 colher de sopa queijo parmesão ralado (opcional)

MODO DE PREPARO
- Higienize e pique a cebola, o alho, o aipo, a cenoura, o chuchu, a abobrinha, a vagem e o tomate, utilizando uma faca afiada.
- Aqueça o óleo em uma panela grande, acrescente o alho e a cebola e frite por alguns minutos. Depois acrescente os legumes e refogue por aproximadamente mais 2 minutos, mexendo ocasionalmente.
- Adicione o feijão na panela e refogue-os por 2 minutos. Coloque a água, tampe e deixe cozinhá-los, mexendo sempre, por 15 minutos.
- Adicione o caldo de manjericão, o extrato de tomate, o macarrão e tempere a gosto. Leve para ferver, abaixe o fogo e cozinhe por uma hora.
- Sirva polvilhado com cebolinha, salsa e queijo parmesão ralado fresco.

Sopa de legumes

 4 porções

INGREDIENTES
2 colheres de sopa de óleo de canola ou girassol
2 talos de alho-poró
1 xícara de cenoura cortada em cubos
1 chuchu médio picado
100 g de abobrinha
4 unidades médias de vagem picada
½ unidade grande de berinjela
1 unidade média de aipo (somente a raiz)
1 xícara de chá de brócolis higienizado
500 ml de água filtrada

5 colheres de sopa de quinoa em grão
Sal e pimenta
4 ramos de cebolinha picada
1 colher de sopa de salsa fresca

MODO DE PREPARO
- Higienize e corte em pedaços pequenos o alho-poró, a cenoura, o chuchu, a abobrinha, a vagem, a berinjela e o aipo, fazendo uso de uma faca afiada.
- Aqueça o óleo em uma panela grande, acrescente o alho e doure levemente. Adicione a cenoura, o chuchu, a abobrinha, a vagem, a berinjela o brócolis, a quinoa e o sal. Refogue-os por 5 minutos e despeje a água. Cozinhe por aproximadamente 15 minutos.
- Sirva a preparação polvilhada com cebolinha, salsa e aipo.

O **salsão** ou **aipo** é uma planta aromática comestível, onde todas as partes vegetativas podem ser consumidas: a raiz, o caule e as folhas. A raiz do salsão é utilizada na confecção de sopas e caldos, o caule em saladas e no famoso coquetel *Bloody Mary* e as folhas como condimento parecido com a salsa.

Sopa de frango à moda oriental

 4 porções

INGREDIENTES
1 colher de sopa cheia de óleo de amendoim
1 dente de alho picado
400 g de peito de frango
1 colher de sobremesa de molho *Shoyu*
2 xícaras de broto de feijão
200 ml de caldo de frango natural
2 folhas de erva cidreira (opcional)
4 ramos de cebolinha picada
2 colheres de sopa de coentro picado

1 pimenta malagueta fatiada
1 colher de sopa de hortelã
1 pitada de sal marinho
½ limão galego
2 unidades de torrada integral *light*

MODO DE PREPARO
- Pré-aqueça uma panela Wok ou frigideira convencional grande e adicione o óleo, o alho, o frango e o molho *Shoyu*, até que os ingredientes fiquem dourados e acrescente o broto de feijão e o caldo de frango natural. Continue cozinhando até os ingredientes ficarem pré-cozidos. Acrescente água se necessário.
- Quando o frango e o broto de feijão estiverem ligeiramente macios, adicione a erva cidreira, a cebolinha, o coentro, a pimenta, a hortelã e o sal. Corte o limão em fatias finas e decore o prato.
- Sirva-os com torradas.

Canja de galinha

 4 porções

INGREDIENTES
1 colher de sopa de óleo de girassol ou milho
2 dentes de alho picados
1 cebola média picada
3 tomates bem vermelhos sem casca e sementes picados
2 filés de peito de frango cozidos e desfiados
2 colheres de sopa de molho de tomate
1 xícara de chá de arroz integral cozido
2 folhas de chicória ou couve-flor
Cebolinha e salsa a gosto
1 pitada de sal marinho
Suco de ½ limão
1 picada de açafrão

MODO DE PREPARO
- Refogue em óleo o alho, a cebola e os tomates, quando estiverem dourados, acrescente o frango e refogue.
- Coloque o molho de tomate e o arroz integral e refogue-os por alguns minutos.
- Adicione a verdura escolhida, a cebolinha, a salsa, o sal, o limão e o açafrão.
- Sirva-os imediatamente.

Caldo verde *light*

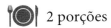 2 porções

INGREDIENTES

1 colher de sopa de cebola
1 dente de alho
300 g de músculo bovino ou peito de frango
300 g de batata com casca
100 g de chuchu picado
1 pitada de sal marinho
100 g de brócolis ninja
½ maço de couve-manteiga cortada finamente
4 ramos de cebolinha picada
2 colheres de sopa de salsa picada
2 unidades de torrada integral *light*

MODO DE PREPARO
- Corte a cebola e o alho e refogue-a em água. Refogue o peito de frango desfiado ou músculo bovino (já previamente cozido) e acrescente a água.
- Adicione as batatas, o chuchu, o sal e os brócolis para cozinhar. Deixe os legumes esfriar por 5 minutos e bata-os no liquidificador com a couve até se tornar uma preparação cremosa.
- Deixe cozinhar por mais 3 minutos. Sirva quente.

Sobremesas

Bolo de banana

 12 porções

INGREDIENTES
  2 bananas nanicas médias
  3 ovos inteiros
  ½ copo americano de óleo
  1 colher de margarina
  1 copo de açúcar demerara
  1 colher de sopa de canela em pó
  1 copo americano de farinha de arroz
  1 colher de sopa de fermento

MODO DE PREPARO
- Em um recipiente médio, corte as bananas em rodelas.
- Adicione os ovos e mexa-os com auxílio de uma colher. Em seguida acrescente o óleo, a margarina, o açúcar, a canela e mexa-os novamente.
- Misture a farinha de arroz à preparação e, por último, o fermento.
- Leve ao forno pré-aquecido à temperatura de 180º C e asse por aproximadamente 30 minutos.

Pudim de maracujá com morangos frescos

 2 porções

INGREDIENTES
  200 g de iogurte natural desnatado
  2 colheres de extrato de agave
  50 ml de suco de limão-galego ou siciliano
  1 colher de sopa rasa de polpa de maracujá natural
  2 colheres de sopa de gelatina natural (agar-agar) ou gelatina sem sabor

¼ xícara de água mineral quente
250 g de morangos frescos
1 colher de chá de canela em pó

MODO DE PREPARO
- Reserve 6 formas de 60 ml. Combine o iogurte, o agave, o suco de limão e a polpa do maracujá em um recipiente grande.
- Dissolva a gelatina em água quente. Após completamente dissolvida, deixe alcançar a temperatura ambiente.
- Misture o preparado de iogurte com a gelatina dissolvida e bata bem até obter um mistura homogênea.
- Coloque a mistura em formas pequenas de aproximadamente 60 ml e leve à geladeira por 18 horas ou até que apresente uma consistência mais sólida.
- Sirva-a com morangos frescos e canela.

Bolo de chocolate com morangos

 8 porções

INGREDIENTES
½ xícara (100 g) de manteiga
¾ xícara de açúcar demerara
4 gemas de ovos
1 copo (200 ml) de leite de coco
1 xícara de farinha de arroz
1 colher de sobremesa rasa de cacau em pó orgânico
1 colher de sopa rasa de fermento em pó

MODO DE PREPARO
- Unte uma fôrma redonda para bolo com furo central e reserve.
- Em uma batedeira adicione a manteiga e o açúcar e bata até ficar cremoso.

- Junte as gemas e continue batendo. Acrescente o leite de coco, a farinha de arroz, o cacau em pó e o fermento em pó e bata até que se torne uma mistura homogênea.
- Pré-aqueça o forno em temperatura de 170º C.
- Asse o bolo por aproximadamente 35 minutos.
- Para a cobertura, bata os morangos até virar uma calda. Para servir, passe 1 colher de sopa da calda no fundo do prato, coloque o bolo em cima, adicione 3 morangos frescos e polvilhe com o cacau.

Sorvete de melancia e hortelã

 2 porções

INGREDIENTES
    1 xícara de água mineral
    $^1/_3$ xícara de extrato de agave, mel ou melado
    4 ou 5 xícaras (900 g) de melancia sem casca e com semente
    50 ml de suco de limão-galego ou taiti
    6 folhas médias de hortelã
    1 colher de sobremesa da casca de raspas de limão

MODO DE PREPARO
- Em uma pequena panela em fogo médio, cozinhe, mexendo, o agave e a água até a mistura começar a ferver.
- Reduza o fogo e deixe-o descoberto por 2 minutos. Retire do fogo e deixe esfriar em temperatura ambiente.
- Bata a melancia, o suco de limão e o hortelã até ficarem completamente processados. Misture o melado e a água ao suco de melancia e as raspas de limão.
- Cubra e congele durante 4 horas.
- Retire do freezer. Após 15 minutos estará pronto para servir!

Torta de framboesa com chocolate e creme de lavanda

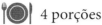 4 porções

INGREDIENTES
    1 xícara de chá de grão-de-bico cozido
    1 xícara de chá de castanhas de caju crua e sem sal
    50 ml de suco de limão-galego ou siciliano
    ½ colher de chá de sal marinho
    2 colheres de sopa de óleo de coco
    ½ xícara de chá de melado, mel ou extrato de agave
    ½ xícara de chá de farinha de arroz
    1 ou 2 colheres de sopa de água mineral gelada
    1 colher de chá de raspas de limão

RECHEIO: GANACHE DE CHOCOLATE
    250 g de chocolate amargo picado
    ½ xícara de chá de leite de quinoa
    1 colher de sobremesa de essência de rum (opcional)

RECHEIO: CREME DE LAVANDA
    220 g de tofu cremoso
    1 colher de sopa de extrato de agave, mel ou melado
    2 gotas de essência de baunilha
    2 ramos de flores de lavanda fresca

MODO DE PREPARO
- Em um processador ou liquidificador seco, bata o grão-de-bico, as castanhas, o limão e o sal até que se obtenha uma mistura bem homogênea.
- Coloque a mistura em um recipiente médio e adicione o óleo, o melado, a farinha de arroz, a água e as raspas de limão. Misture bem os ingredientes para obter uma massa consistente.

- Cubra o recipiente com papel filme e leve à geladeira de 30 a 60 minutos.
- Com um rolo de macarrão, abra a massa até que fique uma espessura de 3 a 5 mm. Em seguida, molde a base da torta em formas redondas (10 cm) de fundo removível. Fure o fundo da massa com um garfo, coloque novamente na geladeira para descansar por aproximadamente 20 minutos.
- Pré-aqueça o forno a 180° C. Retire a base da torta da geladeira.
- Coloque uma folha de papel-manteiga sobre a massa e acrescente feijão cru para criar peso.
- Leve ao forno de 7 a 10 minutos, retire papel manteiga e os grãos crus e asse por mais 5 ou 10 minutos ou até que doure completamente.
- Pressione as bolhas que se levantaram e deixe esfriar. Remova as tortas dos moldes e coloque sobre um prato ou tábua limpa.

RECHEIO
- Para fazer o ganache, coloque o leite de quinoa em uma panela e leve ao fogo médio e mexa até que o leite atinja a temperatura de 80-100° C. Coloque o chocolate num refratário, regue com o leite e essência de rum, em seguida, mexa até o chocolate derreter.
- Para fazer o creme de lavanda, bata o tofu cremoso com melado e essência de baunilha até obter uma consistência cremosa e, em seguida, misture com flores de lavanda. Cubra com papel filme e leve à geladeira por aproximadamente de 1 a 2 horas.

MONTAGEM
- Despeje o ganache de chocolate nas tortas preparadas. Espalhe uniformemente com a parte posterior de uma colher ou espátula.
- Cubra-as com creme de lavanda e decore com framboesas e flores de lavanda fresca.

Salada de frutas

 4 porções

INGREDIENTES
    ½ unidade de manga
    6 unidades de morangos frescos
    1 unidade de maracujá roxo
    ½ unidade de maçã
    1 unidade de kiwi (de preferência com a casca)
    1 colher de chá de gergelim preto
    1 colher de sopa de pólen apícola
    4 folhas médias de hortelã
    1 colher de sobremesa da casca de raspas de laranja

MODO DE PREPARO
- Higienize e corte as frutas em quatro partes iguais.
- Sirva-a com iogurte, mel ou agave.

A vitamina C presente em alimentos como morango, maracujá, kiwi e laranja bloqueiam a formação de nitrasaminas (compostos químicos cancerígenos) por meio da redução de nitritos.

Bolo com uvas-passas e amêndoas

 1 porção

INGREDIENTES
    100 g de farinha de soja
    100 g de farinha de trigo
    100 g de aveia em flocos
    50 g de farinha de linhaça
    25 g de semente de girassol

25 g de semente de abóbora (sem a casca)
10 g de gergelim
1 colher de chá de canela em pó
1 pedaço pequeno (2,5 cm) de gengibre (picado)
200 g de uva passas
2 ovos
150 ml de leite desnatado
150 ml de leite de soja
6 colheres de chá de açúcar mascavo
50 g de amêndoas (fatiadas)
1 colher de café de fermento

MODO DE PREPARO

- Pré-aqueça o forno em temperatura de 190º C. Unte a forma e reserve.
- Coloque todos os ingredientes secos (com exceção das amêndoas) em um recipiente grande e mexa. Adicione os ovos e os leites. Mexa bem e deixe descansar na geladeira durante 30 minutos.
- Após este tempo, verifique a textura da massa e, se ela estiver dura, adicione mais leite de soja. Bata a massa no liquidificador por 5 minutos.
- Coloque a massa cremosa dentro da fôrma, polvilhe o restante da canela e jogue as amêndoas fatiadas por cima. Asse o bolo por aproximadamente 45 minutos. Deixe esfriar.
- Sirva o bolo com calda de morango ou morangos frescos.

O bolo de sementes é rico em cálcio, zinco, cobre, potássio, manganês, vitaminas do complexo B (exceto vitamina B12) e vitamina E, sendo que esta auxilia na diminuição da peroxidação lipídica e estresse oxidativo. Suprime a cascata sinalizadora de inflamação.

Flan de manga

 4 porções

INGREDIENTES
- 2 mangas grandes descascadas
- 1 caixinha de creme de leite de soja ou 1 potinho de iogurte natural desnatado
- 1 envelope de gelatina sem sabor
- 4 colheres (sopa) de água
- 4 claras em neve (de ovo pasteurizado)
- 4 colheres (sopa) de açúcar demerara

MODO DE PREPARO
- No copo do liquidificador coloque as mangas descascadas e o creme de leite ou iogurte natural. Bata e desligue. Junte a gelatina hidratada com a água dissolvida em banho-maria e bata novamente até se tornar uma mistura homogênea.
- Coloque a mistura obtida em um recipiente e adicione as claras batidas em neve com o açúcar. Coloque em um refratário untado com óleo e umedecido com água. Leve para gelar por 2 horas no freezer ou de um dia para o outro na geladeira. A seguir, desenforme e regue com a calda ou adicione frutas.

CALDA
INGREDIENTES
- 4 kiwis maduros (descascados e picados)
- 3/4 xícara (chá) de água
- 1 colher (sopa) de açúcar mascavo
- 2 colher (sopa) de xarope de agave

MODE DE PREPARO
Em uma panela coloque os kiwis picados em cubos pequenos, a água, açúcar e o xarope de agave. Mexa, tampe a panela e deixe ferver por cerca de 10 a 15 minutos, mexendo constantemente até obter a consistência de calda.

Sucos, vitaminas e frapês

Suco vitaminado

 2 porções

INGREDIENTES
    2 unidades médias de laranja-pera
    1 unidade pequena de cenoura
    1 unidade pequena de maçã
    1 xícara de cerejas frescas sem semente (opcional)
    1 colher de chá de hortelã fresco
    1 colher de sopa de salsa fresca

MODO DE PREPARO
- Corte e higienize os ingredientes. Bata tudo no liquidificador ou utilize uma centrífuga ou um extrator de sucos e coe em uma peneira.
- Sirva-o gelado.

> Os **carotenoides** contidos na laranja, cenoura, maçã e cerejas são potentes antioxidantes que auxiliam no combate ao excesso de radicais livres.

Suco de maçã com gengibre

 1 porção

INGREDIENTES
    2 unidades pequenas de maçã
    1 unidade pequena de cenoura
    1 talo de aipo (salsão)
    1 pedaço pequeno de aproximadamente (1 cm x 0,5 cm) de gengibre

MODO DE PREPARO
- Corte e higienize os ingredientes. Bata tudo no liquidificador ou utilize uma centrífuga ou um extrator de sucos e coe em uma peneira.
- Sirva-o gelado.

Suco de vegetais

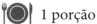 1 porção

INGREDIENTES
    4 unidades médias de tomate roma
    1 unidade média de cenoura
    ½ unidade de beterraba
    1 talo de aipo (salsão)
    6 folhas de manjericão fresco
    ½ unidade de suco de limão siciliano
    1 pitada de sal marinho
    1 pitada de pimenta-do-reino preta
    Folhas de 1 ramo de orégano fresco

MODO DE PREPARO
- Corte e higienize os ingredientes. Bata no liquidificador ou utilize uma centrífuga ou um extrator de sucos, os tomates, a cenoura, o aipo e o manjericão.
- Adicione o suco de limão, o sal e a pimenta. Finalize a bebida com as folhas de orégano fresco, dispostas sobre o conteúdo.
- Sirva-o imediatamente.

Suco de laranja com linhaça

 1 porção

INGREDIENTES
- 200 ml de suco de laranja natural
- 3 folhas médias de couve-manteiga
- 1 colher de sopa de semente de linhaça dourada
- ½ talo de aipo (salsão)

MODO DE PREPARO
- Corte e higienize os ingredientes. Bata tudo no liquidificador ou utilize uma centrífuga ou um extrator de sucos e coe em uma peneira.
- Sirva-o gelado.

Suco de melão com hortelã

 1 porção

INGREDIENTES
¼ unidade média de melão sem casca
¼ unidade média de abacaxi sem casca
½ unidade de maçã verde
1 talo de aipo (salsão)
4 folhas pequenas de hortelã

MODO DE PREPARO
- Corte e higienize os ingredientes. Bata no liquidificador ou utilize uma centrífuga ou um extrator de sucos, o melão, o abacaxi, a maçã, o aipo e a hortelã.
- Sirva-o imediatamente.

Suco de *cranberry*

 1 porção

INGREDIENTES
10 unidades de mirtilo (*blueberry*)
100 ml de suco de arando (*cranberry*)
25 ml de suco de limão (aproximadamente ½ limão)
Sementes de ½ romã
1 colher de chá de semente de chia

MODO DE PREPARO
- Corte e higienize os ingredientes. Bata o suco arando, limão, o mirtilo e a semente de chia no liquidificador.
- Decore a bebida com sementes de romã. Sirva-o imediatamente.

Suco de folhas

 1 porção

INGREDIENTES
   1 copo americano de água de coco
   1 folha de cenoura média
   1 folha de beterraba média
   1 folha de brócolis média
   1 ramo de agrião
   2 folhas de alface
   1 pedaço pequeno (3 cm) de gengibre

MODO DE PREPARO
- Higienize os ingredientes. Bata tudo no liquidificador.
- Sirva-o imediatamente.

Suco verde

 1 porção

INGREDIENTES
   150 g de brócolis crus e higienizados
   150 g de agrião higienizado
   1 unidade média de maçã
   1 unidade média de pera comice
   1 polpa de acerola

MODO DE PREPARO
- Corte e higienize os ingredientes. Bata tudo no liquidificador e coe em uma peneira.
- Sirva-o imediatamente.

Suco verão

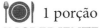 1 porção

INGREDIENTES
1 unidade média de maçã verde
2 fatias médias de abacaxi pérola
2 folhas grandes de couve-manteiga
300 ml de água de coco natural
1 colher de chá de canela em pó
1 colher de chá de gengibre
½ xícara de chá de cubos de gelo

MODO DE PREPARO
- Bata tudo no liquidificador ou utilize uma centrífuga ou um extrator de sucos e coe em uma peneira.
- Sirva-o imediatamente.

Suco de mangostão

 1 porção

INGREDIENTES
6 polpas frescas de mangostão
¼ xícara de chá de framboesa
1 polpa de cupuaçu
½ maçã verde média
½ unidade de suco de limão
1 colher da biomassa da banana verde

MODO DE PREPARO
- Bata tudo no liquidificador.
- Sirva-o gelado.

Vitamina de banana

 2 porções

INGREDIENTES
　　300 ml de água filtrada gelada
　　3 colheres de sopa de leite de soja em pó
　　1 unidade média de banana nanica
　　100 g (½ xícara de chá) de morango fresco ou polpa congelada
　　1 colher de sobremesa de semente de gergelim cru branco ou preto
　　1 colher de sopa de semente de chia
　　2 colheres de sopa de amaranto em flocos
　　1 colher de sopa de quinoa em flocos
　　½ colher de chá canela em pó

MODO DE PREPARO
- Bata tudo no liquidificador. Adoce com melado, estévia ou agave.
- Sirva-o gelado.

Vitamina matinal

 1 porção

INGREDIENTES
　　250 ml de leite de quinoa
　　¼ unidade de abacate
　　1 colher de sopa de semente de chia
　　1 colher de sobremesa de gergelim preto
　　1 colher de sopa de amaranto em flocos
　　1 colher de sopa de farelo de aveia

1 colher de chá de açaí em pó
1 colher de sobremesa de levedo de cerveja (opcional)

MODO DE PREPARO
- Bata tudo no liquidificador. Adoce com melado, estévia ou agave.
- Sirva-o imediatamente.

> Spirulina e chlorella são microalgas que apresentam diversos nutrientes, tais como clorofila, betacaroteno, iodo, ferro, cálcio, magnésio, zinco, potássio, ácido fólico, vitaminas do complexo B, proteínas e fibras, além de auxiliarem na digestão e alcalinização do organismo, participam do controle e prevenção de doenças como anemia, artrite e doenças cardiovasculares. O pó destas microalgas pode ser adicionado em vitaminas, sucos ou frapês.

Vitamina de frutas silvestres

 1 porção

INGREDIENTES
100 ml de leite cabra ou leite desnatado
100 ml de suco de laranja natural
1 colher de sopa de suco de *gojiberry*
1 colher de chá de óleo de coco virgem
1 colher de sopa de semente de chia
1 xícara de chá de frutas silvestres (mirtilo, framboesa, morango, amora) frescas ou congeladas
25 ml de suco de limão (½ limão)
1 colher de sopa de quinoa em flocos

MODO DE PREPARO
- Bata tudo no liquidificador. Adoce com melado, estévia ou agave.
- Sirva-o gelado.

Vitamina de uva

 2 porções

INGREDIENTES
- 250 ml de suco da uva integral
- 3 ramos de agrião fresco e higienizado
- 1 unidade de kiwi com casca
- 1 colher de semente de gergelim preto
- 4 unidades de amêndoas
- 250 ml de água de coco natural
- ½ xícara de chá de cubos de gelo

MODO DE PREPARO
- Bata tudo no liquidificador. Adoce com melado, açúcar ou adoçante.
- Sirva-o gelado.

Frapê de manga e frutas silvestres

 1 porção

INGREDIENTES
- 150 g de frutas silvestres (mirtilo, framboesa, morango, amora) frescas ou congeladas
- 150 g de manga fresca ou congelada
- 300 ml de suco de laranja natural
- 3 folhas de hortelã grandes fresco
- 1 xícara de chá de cubos de gelo

MODO DE PREPARO
- Bata tudo no liquidificador ou utilize uma centrífuga ou um extrator de sucos.
- Sirva-o imediatamente.

Frapê refrescante

 1 porção

INGREDIENTES
- 1 pedaço pequeno (50 g) de melancia com semente e sem casca
- 1 xícara (200 ml) de suco de maçã natural
- 5 folhas de hortelã
- 1 xícara de chá de cubos de gelo

MODO DE PREPARO
- Bata tudo no liquidificador ou utilize uma centrífuga ou um extrator de sucos.
- Sirva-o imediatamente.

Frapê de morango

 1 porção

INGREDIENTES
- 1 xícara de morango fresco ou congelado (orgânico)
- 3 ou 4 fatias médias de abacaxi pérola
- 50 ml de suco de limão siciliano ou galego
- 1 colher de sopa de gengibre picado
- 1 xícara de chá de cubos de gelo

MODO DE PREPARO
- Bata tudo no liquidificador e coe com uma peneira. Adoce com melado, açúcar ou adoçante.
- Sirva-o gelado.

Frapê de uva

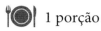 1 porção

INGREDIENTES
   1 xícara de *raspberry* ou frutas vermelhas congelados
   1 xícara (200 ml) de suco de uva integral (orgânico)
   5 folhas de hortelã
   1 xícara de chá de cubos de gelo

   MODO DE PREPARO
   - Bata tudo no liquidificador e coe com uma peneira. Adoce com melado, açúcar ou adoçante.
   - Sirva-o gelado.

Exemplos de cardápios

Dieta normal		
Refeições	**Menu**	**Principais nutrientes**
Desjejum	Muffin de banana verde e castanha-do-Brasil (ver pág. 95) Suco de maracujá	Fibras, vitaminas do complexo B, flavonoides, colina, selênio, cobre, zinco, fósforo, ferro, potássio, cálcio, vitamina A, E e C.
Colação	Salada de frutas (ver pág. 124)	Fibras, flavonoides, vitamina do complexo B, vitamina A, C, E, K, cálcio, biotina, rutina, colina, inositol, folato, cobre, zinco, fósforo, ferro, potássio, cálcio, magnésio, silício, manganês.
Almoço	Filé de peixe no papillote (ver pág. 100)	Ômega 3, vitamina B12
	Tomate recheado com quinoa e legumes (ver pág. 107)	Vitamina C, licopeno
	Salada mista com croutons (ver pág. 111)	Fibras, folato, vitamina K
	Sorvete de melancia e hortelã (ver pág. 122)	Carotenoides, vitamina A
Lanche da tarde I	Castanhas e frutas secas	Ômega 3, vitamina E, fibras, potássio, fósforo, manganês.
Lanche da tarde II	Pão de grãos germinados (ver pág. 97) com Tofu ou queijo de búfala, tomate e manjericão Suco de *cranberry* (ver pág. 130)	Fibras, cálcio, ferro, fósforo, magnésio, zinco, cobre, potássio, manganês, vitaminas do complexo B, inositol, flavonoides, vitamina C.
Jantar	Sopa minestrone (ver pág. 115)	Fibras, vitaminas do complexo B, licopeno, carotenoides, folato.
Ceia	Maçã	Flavonoides (principalmente quercetina), fibras, vitaminas do complexo B, C e E, potássio.

140 | Nutrição para doença de ALZHEIMER

Dieta pastosa		
Refeições	Menu	Principais nutrientes
Desjejum	Mingau de aveia com leite de quinoa (ver pág. 96) ou vitamina matinal (ver pág. 133)	Fibras, β-glucana, vitaminas do complexo B, flavonoides, vitamina E, ferro, cálcio, magnésio, ômega 3, 6 e 9, colina.
Colação	Banana e mamão amassados com mel	Carotenoides, vitaminas do complexo B, fibras, potássio.
Almoço	Caldo verde light batido (ver pág. 119)	Fibras, vitamina B12, folato, ferro, cálcio, magnésio, carotenoides.
Lanche da tarde I	Pudim de maracujá com morangos frescos amassados ou batidos com leite (ver pág. 120)	Vitamina C, flavonoides, fibras, cálcio.
Lanche da tarde II	Suco de maçã com gengibre (ver pág. 128) e Biomassa da banana verde (ver pág. 96)	Flavonoides (principalmente quercetina), fibras, vitaminas do complexo B, C e E, potássio, amido resistente, FOS, compostos fenólicos.
Jantar	Sopa de legumes amassada ou batida (ver pág. 116)	Fibras, vitaminas do complexo B, carotenoides, folato, flavonoides, ferro, cálcio, magnésio, potássio.
Ceia	Biscoito de coco integral (ver pág. 92) Chá de hortelã (se necessário adicione um espessante alimentar de sua preferência).	Vitamina E, fibras, vitaminas do complexo B, ferro, cálcio, TCM, cobre, zinco, fósforo, potássio, magnésio, manganês, flavonoides (principalmente rutina).

Este é um modelo de cardápio não individualizado. Para que haja um acompanhamento nutricional adequado, procure um profissional de sua região. Ele adequará as quantidades e calorias diárias de acordo com suas necessidades específicas e/ou do paciente de quem você cuida.

Alimentos integrais, sementes e grãos

Por que o uso de sementes e grãos?

O que são alimentos integrais?

São aqueles grãos ou cereais (como arroz, trigo, centeio e outros) que não tiveram sua estrutura modificada no processo de industrialização, mantendo, assim, seus componentes originais (farelo, endosperma e gérmen), e são altamente nutritivos.

O farelo é a película protetora do grão e a camada mais externa do alimento. É onde se encontra grande quantidade de fibras, vitamina B, proteína e microminerais. É possível encontrar no mercado o farelo isolado de muitos alimentos. Entre os mais populares estão a aveia e o trigo.

O endosperma é a parte intermediária do grão e é um dos principais órgãos de reserva de energia para a planta. O amido (um tipo de carboidrato) é frequentemente encontrado nos endospermas de cereais e leguminosas, e é também o principal componente dos cereais refinados.

O gérmen ou embrião é a pequena parte que permite a semente brotar. Além disso, o gérmen é a parte mais interna e nobre do grão, pois contém boa parte do seu valor nutritivo.

Os principais grãos e sementes:

a) *Trigo:* um dos cereais mais utilizados na alimentação e no mundo gastronômico. Ele compõe um dos principais elementos de pães e massas. O trigo possui carboidratos e proteínas, e sua forma integral é fonte importante de minerais como ferro, fósforo, magnésio, zinco e cobre, potássio, manganês, vitaminas do complexo B e fibras. No entanto, a brusca potencialização de nutrientes ocorre quando o grão é germinado.

b) *Arroz integral:* é o terceiro cereal mais cultivado no mundo. Seu valor nutricional é extremamente superior ao da versão polida (arroz branco), mantendo todos os seus componentes: farelo, endosperma e gérmen. Ele é rico em vitaminas do complexo B, minerais como magnésio, fósforo, manganês e zinco: é também boa fonte de triptofano.

c) Milho: fonte de carboidratos, o milho é rico em vitaminas do complexo B, fósforo, potássio, fibras e antioxidante que possui propriedades anti-inflamatória e anticoagulante, além de favorecer o metabolismo muscular. O milho contém ainda carotenoides como luteína e zeaxantina, pigmentos vegetais que protegem principalmente a saúde dos olhos.

d) Ervilha: existe uma variedade ampla de grãos e vagens. São utilizadas para diversas preparações, como sopas, saladas ou arroz. Ela possui quantidades significativas de vitaminas do complexo B, magnésio, fósforo, ferro, potássio e zinco, sendo boa fonte de carotenoides (luteína e zeaxantina), proteínas e carboidratos.

e) Soja: os grãos de soja contêm fitoestrogênios, estrutura semelhante ao estradiol. As isoflavonas são os fitoestrogênios de maior ação estrogênica, por isso há evidências de que a soja diminui a intensidade e frequência dos sintomas da menopausa e tensão pré-menstrual. Ela possui também boa quantidade de proteína e minerais, tais como magnésio, manganês, fósforo, ferro, potássio, cobre, zinco e cálcio, além de substâncias antioxidantes que auxiliam na prevenção de câncer, principalmente o de mama.

f) Sorgo: (*Sorghum bicolor L.*): é um dos cereais mais importantes do mundo, superado apenas pelo trigo, arroz, milho e cevada. Há séculos, a Ásia e a África utilizam o sorgo na alimentação humana na forma de farinhas, pães, bolos e outros produtos. No entanto, em países como o Brasil, o sorgo tem sido utilizado praticamente apenas na produção de ração animal. Sua composição química é considerada próxima à do milho. O sorgo possui conteúdo mais elevado de proteína bruta e o milho maior concentração de lisina e de metionina. Em média, esses cereais apresentam valores semelhantes de fibra, cálcio e fósforo. No entanto, o sorgo pode conter quantidades variáveis de taninos hidrolisáveis e condensados, que reduzem as digestibilidades de aminoácidos e do amido presente na dieta.

O interesse no uso do cereal como alimento humano tem aumentado em virtude de este ser considerado fonte potencial de nutracêuticos, além de *não possuir glúten*, podendo ser uma alternativa para o trigo na produção de alimentos, especialmente para pacientes celíacos.

g) Painço: no Brasil o painço, milhete ou milho-miúdo é muito utilizado como alimento para pássaros. Ele é um cereal integral de coloração, geralmente, amarelada, mas também pode ser encontrado nas cores branca ou vermelha. O painço é uma semente pequena e arredondada, fonte de carboidrato, aminoácidos essenciais como triptofano, de silício, minerais como manganês, magnésio, ferro, fósforo e vitaminas do complexo B. Entretanto, o painço não contém glúten em sua composição, sendo uma alternativa para aqueles que apresentam sensibilidade a essa proteína. Tem baixo teor de gordura e é de fácil digestibilidade.

h) Centeio: é um cereal em grão, que se parece com o trigo, mas é mais comprido e mais esguio. A cor do centeio varia do castanho amarelado a um verde acinzentado.

O centeio é o ingrediente principal no tradicional pão de centeio e pão preto, cerveja, alguns tipos de uísque e grande parte das vodcas. Uma vez que o seu glúten é menos elástico que o do trigo e produz menos gás durante o processo de levedura, os pães feitos de farinha de centeio são mais compactos e densos. Como é difícil separar o gérmen e o farelo do endosperma do centeio, a farinha de centeio retém normalmente uma grande quantidade de nutrientes, ao contrário da farinha de trigo refinada. Este grão apresenta boa fonte de carboidrato, vitaminas do complexo B, manganês, fibras, fósforo, magnésio, potássio e proteínas.

i) Triticale: foi o primeiro cereal criado pelo homem e é uma gramínea obtida do cruzamento entre espécies de trigo e de centeio.

Por se tratar de um cereal nutritivo, rico em proteínas, pode ser utilizado como uma boa alternativa para o trigo, principalmente nas rações fornecidas aos animais.

No que diz respeito à sua utilização na alimentação humana, o triticale apresenta algumas desvantagens se comparado ao trigo. O glúten obtido a partir do triticale é de qualidade inferior e o rendimento na produção de farinha é menor. Além disso, a coloração mais escura da farinha de triticale é uma desvantagem competitiva, pois acaba sendo pouco utilizada na indústria de panificação. Entretanto, no que diz respeito ao sabor, os produtos como pães, biscoitos e massas, feitos a partir da farinha de triticale, apresentam um paladar igual ou superior, se compararmos com os mesmos produtos feitos com farinha de trigo.

j) *Aveia:* a aveia pertence à mesma família do trigo e é muito mais rica em substâncias nutritivas.

Este alimento apresenta alta qualidade nutricional, e é rico em proteínas, vitaminas, amidos complexos e fibras, sendo que o farelo da aveia possui alto teor de ß-glucanas, um tipo de fibra solúvel presente em grandes quantidades no farelo de aveia.

A aveia tem sido largamente estudada em razão da ação das β-glucanas, como agente redutor de colesterol sanguíneo. Este efeito pode ser atribuído à absorção de ácidos biliares após sua desconjugação pelas bactérias intestinais, sendo excretado pelas fezes, diminuindo a quantidade de ácidos biliares no ciclo entero-hepático, ou pelos ácidos graxos de cadeia curta (AGCC), produzidos pela degradação bacteriana das fibras no cólon, os quais também inibiriam a síntese de colesterol hepático e incrementariam a depuração de LDL.

k) *Cevada:* é um cereal muito antigo utilizado antes mesmo do trigo. Seu conteúdo abundante de compostos fenólicos indica que este cereal pode servir como uma excelente fonte de antioxidantes naturais para a prevenção de doenças e promoção da saúde. É importante salientar também que a cevada, assim como a aveia, também é um cereal rico em β-glucano e, portanto, o mecanismo de atuação no controle lipídico é similar ao da aveia.

l) *Quinoa ou quinua*: é originária dos Andes, principalmente Peru e Bolívia. Seu cultivo existe há mais de 7.000 anos pelo povo Inca.

Existem diversos tipos de grãos de quinoa, entre os quais podem haver pequenas variações em sua composição química, de acordo com o tipo e o local de cultivo.

A quinoa é considerada um pseudocereal, que não contém glúten. Sua composição química é peculiar, pois apresenta maior teor de fibras e proteínas que os cereais e menor quantidade desses componentes que as leguminosas.

Seu teor de gordura é superior ao dos cereais, no entanto, grande parte são ácidos graxos essenciais, sendo aproximadamente 60% de linoleico (ômega 6) e linolênico (ômega 3), tipo de gordura importante para o funcionamento do nosso organismo, assim como no auxílio da redução do colesterol total e LDL.

Com relação aos micronutrientes, a quinoa é considerada boa fonte de cálcio, ferro, fósforo, magnésio, potássio, zinco, vitamina B1, vitamina B2, niacina e vitamina E.

m)Amaranto: é um pseudocereal e originário, provavelmente, das Américas do Sul e Central.

O aproveitamento da planta é integral, sendo suas folhas, flores e caules consumidos como verdura e os grãos, inteiros ou moídos, são utilizados como cereais em diversas preparações, tais como pães, tortilhas, crepes, pudins, bolos, pastas, tortas, mingaus, vitaminas, massas alimentícias e confeitos.

O grão apresenta cerca de 60% de amido, 15% de proteína, 13% de fibra, 8% de lipídios e 4% de cinzas.

O amaranto é fonte expressiva de fósforo, potássio, magnésio, cálcio, ferro, zinco, manganês, alumínio, cobalto e selênio, riboflavina (B2), piridoxina (B6) , niacina, tiamina e vitamina E.

n) Trigo sarraceno: também conhecido como trigo mourisco, trigo preto ou trigo mouro é um pseudocereal de origem chinesa, cultivado na Europa. Embora não pertença à família do trigo, é utilizado como se fosse, pois as sementes parecem com a do grupo dos cereais, sendo ricos em rutina (é um flavonoide, também conhecida como Vitamina P).

O trigo sarraceno é um alimento funcional e saboroso e pode ser usado no lugar do trigo tradicional no preparo de receitas com a vantagem de não possuir glúten.

Possui ótimo valor nutritivo, contém proteínas (com alto teor de lisina, aminoácido deficiente na maioria dos cereais), amido, fibras solúveis, vitaminas do complexo B e minerais como: ferro, magnésio e fósforo. Utilização: em sopas, saladas, e como farinha em tortas e biscoitos.

o) Semente de linhaça: a linhaça é a semente do linho, planta pertencente à família das lináceas, que tem sido cultivada há cerca de 4.000 anos nos países mediterrâneos. Atualmente tem sido estudada em razão da sua ótima qualidade nutricional, que tem promovido muitos benefícios para a saúde humana.

A semente de linhaça apresenta excelentes fontes de ácidos graxos insaturados ômega 6 e ômega 3 em proporção considerada ideal, fibras solúveis e insolúveis, proteínas e carboidratos.

Ela também é rica em proteína, vitamina E, magnésio, potássio, manganês, fósforo, ferro, cobre, zinco e ácidos fenólicos, que agem como antioxidantes, e lignanas. Tal mecanismo não foi explorado, mas, de acordo com evidências a lignanas possuem estrutura química muito semelhante ao estrogênio, exercendo atividade semelhante à deste hormônio. Em razão de tal característica, é muito utilizada para minimizar os sintomas da menopausa, período em que os níveis de estrogênios são naturalmente diminuídos.

p) *Semente de gergelim:* conhecida como sésamo em Portugal, é uma das plantas mais antigas cultivadas pelo homem. É cultivada na Ásia tropical por causa de suas sementes, que fornecem inúmeros benefícios. Entre eles, destaca-se sua ação emoliente e laxante suave, pois umedece e lubrifica o intestino, estimulando, assim, o peristaltismo, de modo a evitar prisão de ventre, hemorroida ou até câncer de cólon.

As sementes de gergelim são ricas principalmente em fibras, proteínas, carboidratos e ácidos graxos insaturados. Além disso, são boa fonte de cálcio, ferro, fósforo, magnésio, potássio, zinco, cobre, manganês, selênio e vitaminas do complexo B (exceto vitamina B12). A melhor forma de ser consumida é triturando a semente integral crua e com casca.

q) *Semente de abóbora:* a abóbora é um vegetal de alto valor nutritivo. Sua cor laranja brilhante indica que ela é rica em betacaroteno, que é um antioxidante precursor da vitamina A no organismo humano.

Atualmente as sementes de abóbora têm sido estudadas por causa do seu excelente valor nutricional. Elas são ricas em fibras, proteínas e fitoesteróis (que agem precipitando o colesterol dietético presente no intestino, podendo colaborar a redução da absorção do colesterol), além de uma substância chamada cumarina, que atua como expectorante e melhora a circulação.

As sementes de abóbora também são fontes alimentares de magnésio, zinco, fósforo, potássio, ferro, manganês, cobre, vitaminas do complexo B (exceto vitamina B12) e vitamina K e vitamina E.

r) Semente de girassol: é oleaginosa, consumidas como aperitivo, ao tirar a casca externa ou pericarpo.

Elas são fonte de vitamina E, selênio, magnésio, fósforo, potássio, zinco, cobre, manganês, cálcio, ferro, fibras, ácido linoleico (Ômega 6) e ácido oleico, vitaminas do complexo B (exceto vitamina B12) e vitamina A.

O óleo de girassol também contém lecitina, tocoferóis (vitamina E), carotenoides. As propriedades do óleo de girassol são típicas de um óleo vegetal triglicerídeo.

s) Semente de Chia: é originária de países da América do Sul. Suas sementes são ricas principalmente em fibras, proteínas e ácidos graxos insaturados como ômega 3 e 6. Além de ser ricas em cálcio, ferro, fósforo, magnésio, potássio, zinco, cobre, manganês, selênio e vitaminas do complexo B (exceto vitamina B12). A melhor forma de ser consumida é triturando a semente integral crua e com casca.

t) Semente de baru: o barueiro é uma leguminosa arbórea, que é encontrada geralmente nas áreas férteis do cerrado. O baru é considerado uma planta promissora, por causa não só do seu múltiplo uso, mas também por causa da alta taxa de germinação de suas sementes e do estabelecimento de suas mudas. Alguns estudos indicam a utilização popular do baru, também chamado cumaru ou cumbaru, como alimento, forrageiro, madeireiro, para fins medicinais. O consumo humano da polpa pode ser na forma de doces, geleias, pães, licores ou aproveitada para fabricação de adubo, sendo produzida até mesmo uma aguardente artesanal.

A amêndoa de baru, apreciada como alimento humano, é rica em óleo insaturado, proteína, cálcio e fósforo, assemelhando-se ao amendoim. É rica em antinutrientes (substâncias que se unem a minerais e impedem a absorção de outros nutrientes) e, dentre essas substâncias, estão os inibidores das proteases (dificultam a digestão das proteínas no organismo). No entanto, os fatores antinutricionais podem ter sua ação inibida por meio de tratamento térmico adequado, como a torração. Esta operação, além de aumentar a biodisponibilidade, contribui para melhora do sabor e da textura da amêndoa, tornando-a extremamente competitiva em relação a outras castanhas do mercado.

u) Semente de pistache: o pistache ou pistáchio é uma árvore de folha caduca e pequena com folhas pinadas dioicas, nativa do sudoeste asiático, de onde se estendeu o cultivo à região mediterrânica e à Califórnia.

Os grãos são mais frequentemente consumidos inteiros, torrados e salgados (como os amendoins) ou frescos, sendo muito utilizado em doces, como a baklava, pudins, sorvetes, conservas de frutas, *marshmallow* e frios, como mortadela e queijo cottage.

A semente de pistache é rica em ácidos graxos monoinsaturados e micronutrientes como cálcio, cobre, magnésio, potássio, fibras, vitaminas (B1, B2, B, A e B6) e fitoesteróis. Além disso, os pistaches apresentam altas concentrações de aminoácido arginina, o que parece manter as artérias flexíveis e aumentar o fluxo sanguíneo, aumentando também óxido nítrico, uma substância que relaxa os vasos sanguíneos.

Sengundo Sheridan *et al.* (2007), a adição de aproximadamente 15% das calorias diárias (60-85 g) de pistache cru e sem sal, durante quatro semanas consecutivas, pode modificar positivamente os níveis de lipoproteínas em indivíduos com hipercolesterolemia (colesterol alto no sangue). Além de favorecer significativamente um efeito cardioprotetor após quatro semanas, não altera o índice de massa corporal ou pressão arterial.

Propriedades terapêuticas de chás populares

a) Antifúngico: orégano, calêndula, óleo de copaíba, alecrim, alho, cravo-da-índia, óleo de coco, tomilho. Inibe o crescimento de micro-organismos, principalmente de cepas fúngicas.

b) Anti-inflamatória: gengibre, curcuma, mel, garra-do-diabo, pimenta vermelha, cardo-mariano. Inibe a expressão de substâncias pró-inflamatórias.

c) Antioxidantes: alho, alcaçuz, chá verde, chlorella, oliveira, spirulina, cúrcuma, chia, mel, pata-de-vaca, dente-de-leão Combatem o excesso de produção de radicais livres.

d) Calmantes: capim-cidreira, maracujá (passiflora), melissa, camomila, canela, folha de alface e angélica. Ação calmante, podendo induzir ao sono.

e) Digestivos e carminativos: hortelã, sálvia, alecrim, anis-estrelado, espinheira-santa, erva-doce, coentro, manjericão, cravo-da-índia, cominho, cardamomo, menta, gengibre, alho (bulbo) e salsa. Favorecem a boa digestão e alívio de gases ou desconfortos abdominais.

f) Diuréticos: cavalinha, porangaba, carqueja, bardana (raiz), borragem, cabelo de milho, chapéu-de-couro, dente-de-leão e alfafa. Ação diurética.

g) Expectorantes: gengibre, alecrim, sabugueiro, guaco, alcaçuz, eucalipto, alho e agrião. Auxiliam na redução dos sintomas da gripe, tais como: obstrução das vias aéreas e excesso de muco.

h) Hepatoprotetores: alcachofra, boldo, funcho, carqueja e cardo-mariano. Ervas que atuam no fígado, melhoram a atividade das suas células e aumentam a secreção da bile.

i) Laxativos: cáscara-sagrada, *psyllium*, ruibarbo, hibisco. Estimulam movimentos involuntários que empurram o bolo alimentar, aumentando a frequência da evacuação.

Considerações finais

Acredita-se que exista uma grande relação entre a alimentação e o funcionamento cognitivo em todos os ciclos da vida. As pesquisas recentes indicam que a nutrição tem um papel muito importante na Doença de Alzheimer, pois parece estar fortemente envolvida tanto na prevenção quanto no tratamento desta doença.

Por causa da complexidade do assunto abordado, faz-se necessária a realização de novos estudos, sempre que possível com investigação longitudinal, envolvendo a população idosa portadora da DA, para que possamos, por meio de comprovação científica, detalhar ainda mais os benefícios da nutrição para esses indivíduos.

Nutrição e Doença de Alzheimer: os aspectos atuais sobre a prevenção e os cuidados nutricionais revelam o empenho persistente das autoras e colaboradoras desta obra.

O livro destina-se à aplicação dos conhecimentos de nutrição na prática alimentar cotidiana, tendo em vista uma melhor qualidade de vida para os portadores da Doença de Alzheimer.

O livro *Nutrição e Doença de Alzheimer* é dedicado àqueles interessados no conhecimento sobre DA, incluindo nutricionistas, gerontólogos, geriatras, estudantes de nutrição, familiares, cuidadores envolvidos da assistência e no atendimento ao idoso. O envelhecer com saúde depende, dentre outros, do valor, da conscientização e do conhecimento sobre o que somos e como nos alimentamos.

Referências Bibliográficas

Parte I

ABREU, I. D.; FORLENZA, O. V.; BARROS, H. L. Demência de Alzheimer: correlação entre memória e autonomia. *Rev. Rev. Psiq. Clín.*, v. 32, n. 3, p. 131-136, 2005.

ALMEIDA, O. P. Tratamento da doença de Alzheimer. *Arq Neuropsiquiatr*, v. 56, n. 3-B, p. 6888-696, 1998.

ALZHEIMERMED. Disponível em: <www.alzheimer.med.br/alz1.htm>. Acesso em: 11 fev. 2011.

ATWAL, J. K.; CHEN, Y.; CHIU, C.; MORTENSEN, D. L.; MEILANDT, W. J.; LIU, Y.; HEISE, C. E.; HOYTE, K.; LUK, W.; LU, Y.; PENG, K.; WU, P.; ROUGE, L.; ZHANG, Y.; LAZARUS, R. A.; SCEARCE-LEVIE, K.; WANG, W.; WU, Y.; TESSIER-LAVIGNE, M.; WATTS, R. J. A Therapeutic Antibody Targeting BACE1 Inhibits Amyloid-β Production in Vivo. *Sci. Transl. Med.*, 2011.

BERTOLUCCI, P.; ROMERO, S. B. Doença de Alzheimer. In: Doenças Neuromusculares, Parkinson e Alzheimer. *São José dos Campos:* Pulso, 2003.

CARTHERY-GOULART, M. T.; AREZA-FEGYVERES, R.; SCHULTZ, R. R.; OKAMOTO, I.; CARAMELLI, P.; BERTOLUCCI, P. H. F.; NITRINI, R. Cross-cultural adaptation of the disability assessment for dementia (DAD). *Arq Neuro-Psiquiatr*, São Paulo, v. 65, n. 3b, p. 916-919, 2007.

CHARCHAT, H.; NITRINI, R.; CARAMELLI, P.; SAMESHIMA, K. Investigação de Marcadores Clínicos dos Estágios Iniciais da Doença de Alzheimer com Testes Neuropsicológicos Computadorizados. *Psicol Reflex Crit*, Porto Alegre, v. 14, n. 2, p. 305-316, 2001.

CLARK, C. M.; SCHNEIDER, J. A.; BEDELL, B. J.; BEACH, T. G.; BILKER, W. B.; MINTUN, M. A.; PONTECORVO, M. J.; HEFTI, F.; CARPENTER, A. P.; FLITTER, M. L.; KRAUTKRAMER, M. J.; KUNG, H. F.; COLEMAN, R. E.; DORAISWAMY, P. M.; FLEISHER, A. S.; SABBAGH, M. N.; SADOWSKY, C. H.; REIMAN, E. M.; ZEHNTNER, S. P.; SKOVRONSKY, D. M. Use of Florbetapir-PET for Imaging B-Amyloid Pathology. *JAMA*, v. 305, n. 3, p. 275-283, 2011.

COSTA, D. C.; OLIVEIRA, J. M. A. P.; BRESSAN, R. A. PET e SPECT em neurologia e psiquiatria: do básico às aplicações clínicas. *Rev. Bras. Psiquiatr.* v. 23, supl. I, p. 4-5, 2001.

DAMIN, A. E. Aplicação do questionário de mudança cognitiva como método para rastreio de demências. *Faculdade de Medicina da Universidade de São Paulo*. Tese de doutorado em Ciências. São Paulo, 2011.

ENGELHARDT, E.; BRUCKI, S. M. T.; CAVALCANTI, J. L. S.; FORLENZA, O. V.; LAKS, J.; VALE, F. A.C. Tratamento da doença de Alzheimer: recomendações e sugestões do departamento científico de neurologia cognitiva e do envelhecimento da academia brasileira de neurologia. *Arq Neuropsiquiatr*, v. 63, n. 4, p. 1104-1112, 2005.

FERREIRA, L. K.; BUSATTO, G. F. Neuroimaging in Alzheimer's disease: current role in clinical practice and potential future applications. *CLINICS*, v. 66, n. S1, p. 19-24, 2011.

FLEISHER, A. S.; CHEN, K.; LIU, X.; ROONTIVA, A.; THIYYAGURA, P.; AYUTYANONT, N.; JOSHI, A. D.; CLARK, C. M.; MINTUN, M. A.; PONTECORVO, M. J.; DORAISWAMY, P. M.; JOHNSON, K. A.; SKOVRONSKY, D. M.; REIMAN, E. M. Using Positron Emission Tomography and Florbetapir F 18 to Image Cortical Amyloid in Patients With Mild Cognitive Impairment or Dementia Due to Alzheimer Disease. *Arch Neurol*, 2011 (20111501-8).

FODERO-TAVOLETTI, M. T.; CAPPAI, R.; MCLEAN, C. A.; PIKE, K. E.; ADLARD, P. A. COWIE, T.; CONNOR, A. R.; MASTERS, C. L.; ROWE, C. C.; VILLEMAGNE, V. L. Amyloid Imaging in Alzheimer's Disease and Other Dementias. *Brain Imaging and Behavior*, v. 3, n. 3, p. 246-261, 2009.

FONSECA, S. R.; SANTOS, A. P. B.; ALMEIDA, M. A.; GUIMARÃES, H. C.; CORRÊA, T. A. F.; BEATO, R. G.; CARAMELLI, P. Perfil neuropsiquiátrico na doença de Alzheimer e na demência mista. *J Bras Psiquiatr*, v. 57, n. 2, p. 117-121, 2008.

FORLENZA, O. V. *Ginkgo biloba* e memória: mito ou realidade? *Rev. Psiq. Clín. v. 30, n. 6, p. 218-220, 2003*.

_____. Tratamento farmacológico da Doença de Alzheimer. *Rev. Rev. Psiq. Clín.*, v. 32, n. 3, p. 137-148, 2005.

FORNARI, L. H. T.; GARCIA, L. P.; HILBIG, A.; FERNANDEZ, L. L. As diversas faces da síndrome demencial: como diagnosticar clinicamente?. *Scientia Medica*. Porto Alegre, v. 20, n. 2, p. 185-193, 2010.

GALLUCCI, N. J.; TAMELINI, M. G.; FORLENZA, O. V. Diagnóstico diferencial das demências. *Rev. Psiq. Clín.* 32 (3); 119-130, 2005.

GARCIA, J. B. S. CETAMINA – Uma Nova Leitura. *Prática Hospitalar,* ano IX, n. 53, p. 214-216, 2007.

GARRIDO, R.; MENEZES, P. R. O Brasil está envelhecendo: boas e más notícias por uma perspectiva epidemiológica. *Rev. Bras. Psiquiatr.* vol. 24 suppl. 1. São Paulo, abr. 2002.

GUIMARÃES, J. S.; FREIRE, M. A. M.; LIMA, R. R.; SOUZA-RODRIGUES, R. D.; COSTA, A. M. R.; SANTOS, C. D.; PICANÇO-DINIZ, C. W.; GOMES-LEAL, W. Mechanisms of secondary degeneration in the central nervous system during acute neural disorders and white matter damage. *REV. NEUROL*, v. 48, n. 6, p. 304-310. 2009.

IBGE – Instituto Brasileiro de Geografia e Estatística. Síntese de Indicadores Sociais. Uma análise das condições de vida da população brasileira – Rio de Janeiro, 2009.

INOUYE, K.; OLIVEIRA, G. H. Avaliação crítica do tratamento farmacológico atual para Doença de Alzheimer. *Infarma,* Araraquara, v. 15, n. 1, p. 11-12, 2004.

LANNFELT, L.; PETTERSSON, F. E.; NILSSON, L. NG. Translating research on brain aging into public health: a new type of immunotherapy for Alzheimer's disease. *Nutrition Reviews,* v. 68, supl. 2, p. 128-134, 2010.

LAUTENSCHLAGER, N. T. É possível prevenir o desenvolvimento da demência?. *Rev. Bras Psiquiatr,* São Paulo, v. 24, n. 1, p. 22-27, 2007.

LOPES, M. A.; BOTINO, C. M. C. Prevalência de Demência em diversas regiões do mundo. Análise dos estudos epidemiológicos de 1994 a 2000. *Arq Neuro-Psiquiatr,* v. 60, n. 1, p. 61-9, 2002.

LUZARDO, A. R.; GORINI, M. I. P. C.; SILVA, A. P. S. Características de idosos com Doença de Alzheimer e seus cuidadores: uma série de casos em um serviço de neurogeriatria. *Texto & Contexto Enferm,* Porto Alegre, v. 10, n. 2, p. 52-67, 2001.

MACHADO, J. S.; FRANK, A. A.; SOARES, E. A. Fatores dietéticos relacionados à Doença de Alzheimer. *Rev. Bras. Nutr. Clin.,* Rio de Janeiro, v. 21, n. 3, p. 252-257, 2006.

MALAGÓN, C. M.; RODRÍGUEZ, J. R.; HERNÁNDEZ, J. J.; PARDO, R. T. Análisis del desempeño del lenguaje en sujetos con demencia tipo Alzheimer (DTA). *Rev. Fac. Med.,* Bogotá, v. 53, n. 1, p. 3-9, 2005.

MCKHANN, G.; DRACMAN, D.; FOLSTEIN, M.; KATZMAN, R.; PRICE, D.; STADLAN, E. M. Clinical diagnosis of Alzheimer's disease: Report of the NINCDS-ADRDA Work Group under the auspices of Department of Health and Human Services Task Force on Alzheimer's disease. *Neurology,* v. 34, p. 939-944, 1984.

MELO, M. A.; DRIUSSO, P. Proposta fisioterapêutica para os cuidados de portadores da Doença de Alzheimer. *Envelhecimento e Saúde,* v. 12, n. 4, 2006.

MORGAN, D. Immunotherapy for Alzheimer's disease. *J Intern Méd,* 269, p. 54-63, 2011.

MUÑOZ, A. M.; AGUDELO, G. M.; LOPERA, F. J. Diagnóstico del estado nutricional de los pacientes com demência tipo Alzheimer registrados no grupo de neurociências Medellín. *Biomédica,* Medeliín, v. 26, p. 113-125, 2006.

NETO, J.; TAMELINI, M.; FORLENZA, O. Diagnóstico diferencial das demências. *Rev. Psquiatr Clinc.* São Paulo, 2007. Disponível em: <http://www.hcnet.usp. br/ipq/revista/vol32/n3/119.html>. Acesso em: 15 de nov. 2010.

NITRINI, R.; CARAMELLI, P.; BOTTINO, C. M. C.; DAMASCENO, B. P.; BRUCKI, S. M. D.; ANGHINAH, R. Diagnóstico de Doença de Alzheimer no Brasil: avaliação cognitiva e funcional. *Arq Neuropsiquiatr,* São Paulo, v. 63, n. 3-A, p. 720-727, 2005.

NOJIMA, J.; ISHII-KATSUNO, R.; FUTAI, E.; SASAGAWA, N.; WATANABE, Y.; YOSHIDA, T.; ISHIURA, S. Production of Anti-Amyloid β Antibodies in Mice Fed Rice Expressing Amyloid β. *Biosci. Biotechnol. Biochem,* v. 75, n. 2, p. 396-400, 2011.

OKAMURA, N.; YANAI, K. Florbetapir (^{18}F), a PET imaging agent that binds to amyloid plaques for the potential detection of Alzheimer's disease. *Idrugs,* v. 13, p. 890-899, 2010.

OLIVEIRA, M. F.; RIBEIRO, M.; BORGES, R.; LUGINGER, S. Doença de Alzheimer: perfil neuropsicológico e tratamento. 2005. 21f. Trabalho de licenciatura – *Universidade Lusíada do Porto*, Porto, 2005.

PARAHYBA, M. I.; VERAS, R. Diferenciais sociodemográficos no declínio funcional em mobilidade física entre os idosos no Brasil. *Ciênc. Saúde coletiva* vol. 13 no.4 Rio de Janeiro July/Aug. 2008.

PAUL, S. M. Therapeutic Antibodies for Brain Disorders. *Sci. Transl. Med.*, 2011.

PAULA, V. J. R.; GUIMARÃES, F. M.; DINIZ, B. S.; FORLENZA, O. V. Neurobiological pathways to Alzheimer's disease. *Dementia & Neuropsychologia*, v. 3, n. 3, p. 188-194, 2009.

PETERSEN, R. C.; STEVENS, J. C.; GANGULI, M.; TANGALOS, E. G.; CUMMINGS, J. L.; DEKOSKY, S. T. Practice parameter: early detection of dementia: mild cognitive impairment (an evidence-based review). Report of the Quality Standards Subcommittee of the American Academy of Neurology. *Neurology*, v. 56, n. 9, p. 1133-42, 2001a.

PONTECORVO, M. J.; MINTUN, M. A. PET amyloid imaging as a tool for early diagnosis and identifying patients Alzheimer's disease at risk for progression to Alzheimer's disease. *Alzheimer's Research & Therapy,* v. 3, n. 2, 2011.

POTTER, P. E.; PHD. Investigational Medications for Treatment of Patients With Alzheimer Disease. *J Am Osteopath Assoc, v. 110*, 9 supl. 8, p. 27-36, 2010.

POZZO, L. Tomografia por emissão de pósitrons com sistemas PET/SPECT: um estudo da viabilidade de quantificação. *Universidade de São Paulo – Instituto de Física*. Tese de doutorado em Ciências. São Paulo, 2005.

RAMMES, G.; DANYSZ, W.; PARSONS, C. G. Pharmacodynamics of memantine: an update. *Current Neuropharmacology*, v. 6, p. 55-78, 2008.

RANG, H. P.; DALE, M. M.; RITTER, J. M. *Farmacologia*. 4. ed. Rio de Janeiro: Guanabara Koogan, p. 250, 2001.

ROBILOTTA CC. A tomografia por emissão de pósitrons: uma nova modalidade na medicina nuclear brasileira. *Rev. Panam Salud Publica,* v. 20, n. 2/3, p. 134-42, 2006.

SATO, R. C. Doenças crônicas e tecnologia nuclear: estudo exploratório envolvendo a percepção de médicos clínicos. *Instituto de Pesquisas Energéti-*

cas e Nucleares – Autarquia associada à Universidade de São Paulo. Tese de doutorado em Ciências. São Paulo, 2010.

SAYEG, N. Disponível em: <http://www.alzheimermed.com.br>. Acesso em: 10 jan. 2011.

SCAZUFCA, M.; CERQUEIRA, A.; MENEZES, P.; PRINCEC, M.; VALLAADA, H.; MIYAZAKI, M.; DOMINGOS, N.; ANTUNES, E.; MACEDO, S.; ALMEIDA. S.; MATSUDA, C. Investigações epidemiológicas sobre demência nos países em desenvolvimento. Faculdade de Medicina da Universidade de São Paulo. *Rev. Saúde Pública,* v. 36, n. 6, p. 773-778, 2002.

_____ MENEZES, P.; VALLADA, H. P.; CREPALDI, A.L.; VALERO, M.; COUTINHO, L.; RIENZO, V.; ALMEIDA, O. High prevalence of dementia among older adults from poor socioeconomic backgrounds in São Paulo, Brazil. *International Psychogeriatric,* v. 20, n. 2, p. 394-405, 2007.

SERENIKI, A.; VITAL, M. A. B. F. A doença de Alzheimer: aspectos fisiopatológicos e farmacológicos. *Rev. Psiquiatr RS.* v. 30, supl. 1, 2008.

SILVA, D. W.; DAMASCENO, B. P. Dementia in patients of UNICAMP University Hospital. *Arq Neuro-Psiquiatr,* São Paulo, v. 60, n. 4, p. 966-999, 2002.

SILVEIRA, E. A.; KAC, G.; BARBOSA, L. S. Prevalência e fatores associados à obesidade em idosos residentes em Pelotas, Rio Grande do Sul, Brasil: classificação da obesidade segundo dois pontos de corte do índice de massa corporal. *Cad. Saúde Pública*, Rio de Janeiro, v. 25, n. 7, p. 1569-1577, 2009.

SMITH, M. A. C. Doença de Alzheimer. *Rev. Bras Psiquiatr*, São Paulo, v. 21, n. 1, p. 03-07, 1999.

SUGIMOTO, H. Development of anti-Alzheimer's disease drug based on beta-amyloid hypothesis. *Yakugaku Zasshi*, v. 130, n. 4, p. 521-526, 2010.

TORRES, C. A. Glicogênio Sintase Quinase 3B e Proteína Precursora do Amiloide em plaquetas de indivíduos com comprometimento cognitivo leve e doença de Alzheimer. *Faculdade de Medicina da Universidade de São Paulo Programa de Pós-graduação*, p. 96, 2009.

UNITED NATIONS. Department of Economic and Social Affairs. *World Population Ageing*: 1950-2050. New York; 2001. Disponível em: <http://www.un.org/esa/population/publications/worldageing19502050/>. Acesso em: 15 de fev. 2011.

VASSAR, R.; KOVACS, D. M.; YAN, R.; WONG, P. C. The β-Secretase Enzyme BACE in Health and Alzheimer's Disease: Regulation, Cell Biology, Function, and Therapeutic Potential. *J Neurosci,* v. 29, n. 41, p. 12787-12794, 2009.

VENTURA, A. L. M.; ABREU, P. A.; FREITAS, R. C. C.; SATHLER, P. C.; LOUREIRO, N.; CASTRO, H. C. Sistema colinérgico: revisitando receptores, regulação e a relação com a doença de Alzheimer, esquizofrenia, epilepsia e tabagismo. *Rev. Rev. Psiq. Clín.,* v. 37, n. 2, p. 66-72, 2010.

VIEGAS JUNIOR, C.; BOLZANI,V. S.; FURLAN, M.; FRAGA, C. A. M.; BERREIRO, E. J. Produtos naturais como candidatos a fármacos úteis no tratamento do Mal de Alzheimer. *Quím Nova,* São Paulo, v. 27, n. 4, p. 655-660, 2004.

VIEIRA, R. M.; SOARES, J. C. Transtornos de humor refratários a tratamento. *Rev. Bras Psiquiatr.* v. 29, supl. 2, p. 48-54, 2007.

WILTFANG, J; LEWCZUK, P.; RIEDERER, P.; GRÜNBLATT, E.; HOCK, C.; SCHELTENS, P.; HAMPEL, H.; VANDERSTICHELE, H.; IQBAL, K.; GALASKO, D.; LANNFELT, L.; OTTO, M.; ESSELMAN, H.; HENKEL, A. W.; KORNHUBER, J.; BLENNOW, K. Trabalho de consenso de força-tarefa da WFSBP sobre marcadores biológicos das demências: Contribuição da análise do LCR e do sangue para o diagnóstico precoce e diferencial das demências. *Rev. Psiquiatr. Clín,* v. 36, s.1, São Paulo, 2009.

WOLK, D. A.; GRACHEV, I. D.; BUCKLEY, C.; KAZI, H.; GRADY, M. S.; TROJANOWSKI, J. Q.; HAMILTON, R. H.; SHERWIN, P.; MCLAIN, R.; ARNOLD, S. E. Association Between In Vivo Fluorine 18–Labeled Flutemetamol Amyloid Positron Emission Tomography Imaging and In Vivo Cerebral Cortical Histopathology. *Arch Neurol,* 2011.

YAFFE, K.; WESTON, A.; GRAFF-RADFORD, N. R.; SATTERFIELD, S.; SIMONSICK, E. M.; YOUNKIN, S. G.; YOUNKIN, L. H.; KULLER, L.; AYONAYON, H. N.; DING, J.; HARRIS, T. B. Association of Plasma β-Amyloid Level and Cognitive Reserve With Subsequent Cognitive Decline. *JAMA,* v. 305, n. 3, p. 261-266, 2011.

YU, Y. J.; ZHANG, Y.; KENRICK, M.; HOYTE, K.; LUK, W.; LU, Y.; ATWAL, J.; ELLIOTT, J. M.; PRABHU, S.; WATTS, R. J.; DENNIS, M. S. Boosting Brain Uptake of a Therapeutic Antibody by Reducing Its Affinity for a Transcytosis Target. *Sci. Transl. Med.,* 2011.

ZHOU, Q. H.; FU, A.; BOADO, R. J.; HUI, E. K. W.; LU, J. Z.; PARDRIDGE, W. M. Receptor-Mediated Abeta Amyloid Antibody Targeting to Alzheimer's Disease Mouse Brain. *Molecular Pharmaceutics*, v. 8, n. 1, p. 280-285, 2010.

ZINSER, E.G.; HARTMANN, T.; GRIMM, M. O. W. Amyloid beta-protein and lipid metabolism. *Biochimica et Biophysica Acta 1768*, p. 1991-2001, 2007.

Parte II

ALMEIDA, L. C. Frequência de polimorfismos relacionados ao metabolismo do Folato e fatores associados às concentrações de homocisteína em mulheres de baixa renda em São Paulo. [Tese de Doutorado]. São Paulo: *Faculdade de Saúde Pública da USP*, 2010.

ALMEIDA, L. O. Análise epigenética e de polimorfismos em tumores extra-axiais do sistema nervoso. Tese de Doutorado, apresentada à *Faculdade de Medicina de Ribeirão Preto/USP*. Área de concentração: Genética. Ribeirão Preto, 2009.

ALMEIDA, M. V.; SILVA, A. D.; SOUZA, M. V. N.; BENÍCIO, A. A. A. A Cascata dos Fosfoinositídeos. *Quim. Nova*, v. 26, n. 1, p. 105-111, 2003.

ALVAREZ, G.; MUÑOZ-MONTAÑO, J. R.; STEGUI, J. S.; AVILA, J. S.; NEZ, E. B.; DÍAZ-NIDO, J. Lithium protects cultured neurons against β-amyloid-induced neurodegeneration. *FEBS Letters*, n. 453, p. 260-264, 1999.

AMERICAN SPEECH-LANGUAGE-HEARING ASSOCIATION. *National Dysphagia Diet* Disponível em: <http://www.asha.org/about/publications/leader-online/archives/2003/q4/f031104c.htm> Acesso em: 03 de Nov. 2007.

ANTUNES, E.N.; MACEDO, S.; ALMEIDA.S.; MATSUDA, C. Investigações epidemiológicas sobre demência nos países em desenvolvimento. Faculdade de Medicina da Universidade de São Paulo. *Rev. Saúde Pública*, v. 36, n. 6, p. 773-778, 2002.

APRAHAMIAN, I.; MARTINELLI, J. E.; YASSUDA, M. S. Doença de Alzheimer: revisão da epidemiologia e diagnostico. *Rev. Bras Clin Med*, n. 7, p. 27-35, 2009.

BALK, E.; CHUNG, M.; RAMAN, G.; TATSIONI, A.; CHEW, P.; IP, S.; DEVINE, D.; LAU, J. B Vitamins and Berries and Age-Related Neurodegenerative Disorders. *AHRQ Publication,* n. 06, E008, 2006.

_____. Vitamins and berries and age-related neurodegenerative disorders. *Evid Rep Technol Assess (Full Rep),* v. 134, p. 1-161, 2006.

BARBERGER-GATEAU, P.; RAFFAITIN, C.; LETENNEUR, L.; BERR, C.; TZOURIO, C.; DARTIGUES, J. F.; ALPÉROVITCH, A. Dietary patterns and risk of dementia: The Three-City Cohort Study. *Neurology,* Chicago, v. 69, n. 3, p. 1921-1930, 2007.

BENTON, D.; DONOHOE, R. T. The effects of nutrients on mood. *Public Health Nutritio,* v. 2, n. 3a, p. 403-409, 1999.

BERTOLUCCI, P.; ROMERO, S. B. Doença de Alzheimer. In: Doenças Neuromusculares, Parkinson e Alzheimer. São José dos Campos: *Pulso,* 2003.

BIDULESCU, A.; CHAMBLESS, L. E.; SIEGA-RIZ, A. M.; ZEISEL, S. H.; HEISS, G. Usual choline and betaine dietary intake and incident coronary heart disease: the Atherosclerosis Risk in Communities (ARIC) Study. BMC -+.*Cardiovascular Disorders,* v. 7, n. 20, 2007.

BIRKS, J.; FLICKER, L. Selegiline for Alzheimer's disease. *Cochrane Database Syst Rev,* v. 1, n. CD000442, 2003.

BORGES, V. C.; SILVA, M.L.T.; WAITZBERG, D.L. Desnutrição e terapia nutricional na Doença de Alzheimer. *Rev. Bras. de Alzheimer.* São Paulo, v. 01, p. 09-13, 1997.

BOTELHO, Lidiane; CONCEIÇÃO, Alzira da; CARVALHO, Vânia Déa de. Caracterização de fibras alimentares da casca e cilindro central do abacaxi "Smooth Cayenne". *Ciênc. Agrotec.,* Lavras, v. 26, n. 2, p. 362-367, mar./abr. 2002.

BUELL, J. S.; DAWSON-HUGHES, B.; SCOTT, T. M.; WEINER, D. E.; DALLAL, G. E.; QUI, W. Q.; BERGETHON, P.; ROSENBERG, I. H.; FOLSTEIN, M. F.; PATZ, S.; BHADELIA, R. A.; TUCKER, K. L. 25 Hydroxyvitamin D, dementia, and cerebrovascular pathology in elders receiving home services. *Neurology,* v. 74, p. 18-26, 2010.

CARDOSO, B. R.; COZZOLINO, S. M. F. Estresse oxidativo na Doença de Alzheimer: o papel das vitaminas C e E. *J. Brazilian Soc. Food Nutr.,* São Paulo, v. 34, n. 3, p. 249-259, 2009.

CARDOSO, I. L. Homocisteína e a doença cardiovascular. Revista da Faculdade de Ciências da Saúde. *Universidade Fernando Pessoa.* Porto, p. 198-206, 2009.

CARREIRO, D. M.; VASCONCELOS, L.; AYOUB, M. E. Síndrome Fúngica: uma epidemia oculta. *Editora: Referência.* 2 e.d. São Paulo, 2010.

CARUSO, Lucia. Terapia Nutricional nos Distúrbios do Trato Digestório. In: *Guia de Clínica Médica* – UNIFESP. São Paulo, p. 120-134, 2007.

CASTILLO-QUAN, J. I.; PÉREZ-OSORIO, J. M. La enfermedad de Alzheimer y los polimorfismos del gen metilenotetrahidrofolato reductasa: una potencial aproximación nutrigenómica en México. *Gac Méd Méx,* v. 146, n. 2, 2009.

COSTA, S. M. C. L. Importância das Vitaminas, Antioxidantes e Ômega 3 na Doença de Alzheimer. Monografia. Faculdade de Ciências da Nutrição e Alimentação. *Universidade do Porto,* 2009.

CRAIG, S. A. S. Betaine in human nutrition1, 2. *Am J Clin Nutr,* v. 80, p. 539-49, 2004.

DAI, Q.; BORENSTEIN, A. R.; YOUGUI, W.; JACKSON, J. C.; LARSON, E. B. Fruit and Vegetable Juices and Alzheimer's Disease: the kame project. *The American Journal of Medicine,* Nashville, v. 119, n. 9, p. 751-759, 2006.

DEGÁSPARI, C. H.; WASZCZYNSKYJ, N. Propriedades antioxidantes de compostos fenólicos. *Visão Acadêmica*, Curitiba, v. 5, n. 1, p. 33-40, 2004.

DEIJEN, J. B.; BECK, E. J.; ORLEBEKE, J. F.; BERG, H. Vitamin B-6 supplementation in elderly men: effects on mood, memory, performance and mental effort. *Psychopharmacology*, n. 109, p. 489-496, 1992.

ENGELHART, M. J.; GEERLINGS, M. I.; RUITENBERG, A.; SWITEN, V.; HOFMAN, A.; WITTEMAN, J.C.; BRETELER, M. M. Dietary intake of antioxidants and risk of Alzheimer disease. *Jama,* v. 287, n. 24, p. 3223-3229, 2002.

FANTINI, A. P.; CANNIATTI-BRAZACA, S. G.; SOUZA, M. C.; MANSI, D. N. Disponibilidade de ferro em misturas de alimentos com adição de alimentos com alto teor de vitamina C e de cisteína. *Ciênc. Tecnol. Aliment.,* Campinas, v. 28, n. 2, p. 435-439, 2008.

FERNANDEZ, L. L.; SCHEIBE, R. M. Is mthfr polymorphism a risk factor for Alzheimer's disease like apoe? *Arq Neuropsiquiatr,* v. 63, n. 1, p. 1-6, 2005.

FIGUEROA, J. C. G.; FRANK, A. A. Nutrição e atividade física para a promoção de saúde no envelhecimento. *Revista Digital*, Buenos Aires, ano 8 – n.

48, 2002. Disponível em: <http://www.efdeportes.com/efd48/nutri.htm>. Acesso em: 11 fev. 2008.

FILIPPIN L. I.; VERCELINO R.; MARRONI, N. P. XAVIER, R. M. Influência de processos redox na resposta inflamatória da artrite reumatoide. *Rev. Bras. Reumatol.* v. 48, n. 1, São Paulo, 2008.

FORLENZA, O. V. Tratamento farmacológico da Doença de Alzheimer. *Rev. Psiq. Clín,* 32 (3); 137-148, 2005.

GOMES, F. S. Frutas, legumes e verduras: recomendações técnicas *versus* constructos sociais. *Rev. Nutr.,* Campinas, 20(6):669-680, 2007.

GOMES, M. R.; ROGERO, M. M.; TIRAPEGUI, J. Considerações sobre cromo, insulina e exercício físico. *Rev. Bras Med esporte*, v. 11, n. 5, 2005.

GREEN, K. N.; MARTINEZ-CORIA, H.; KHASHWJI, H.; HALL, E. B.; YURKO, K. Y.; ELLIS, L.; LAFERLA, F. M. Dietary Docosahexaenoic Acid and Docosapentaenoic Acid Ameliorate Amyloid-ß and Tau Pathology via a Mechanism Involving Presenilin 1 Levels. *The Journal of Neuroscience,* Irvine, v. 27, n. 16, p. 4385-4395, 2007.

HAGER, K.; KENKLIES, M.; MCAFOOSE, J.; ENGEL, J.; MUNCH, G. α-Lipoic acid as a new treatment option for Alzheimer's disease – a 48 months flow-up analysis. *Journal of Neural Transmission.* Suppl, v. 72, p. 189-193, 2007.

HAIAT, P. D. Nutrição funcional na saúde oral. *Revista brasileira de nutrição funcional.* ed. 49, ano 12, 2011.

HOLICK M-F: Vitamin D deficiency. *N Engl J Med*, v. 357, p. 266-281, 2007.

HUANG, W.; ALEXANDER, G. E.; DALY, E. M.; SHETTY, H. U.; KRASUSKI, J. S.; RAPOPORT, S. I.; SCHAPIRO, M. B. High Brain myo Inositol Levels in the Predementia Phase of Alzheimer's Disease in Adults With Down's Syndrome: A 1H MRS Study. *Am J Psychiatry,* n. 156, p. 1879-1886, 1999.

HYE-LIN HA, HYE-JUN SHIN, FEITELSON, M. A.; DAE-YEUL YU. Oxidative stress and antioxidants in hepatic pathogenesis. *World J Gastroenterol*, v. 16, n. 48, p. 6035-6043, 2010.

JAIME, P. C.; MACHADO, F. M. S.; WESTPHAL, M. F.; MONTEIRO, C. A. Educação nutricional e consumo de frutas e hortaliças: ensaio comunitário controlado. *Rev. Saúde Pública*, v. 41, n. 1, p. 154-157, 2007.

JAIME, P. C.; MONTEIRO, C. A. Fruit and vegetable intake by Brazilian adults, 2003. *Cad. Saúde Pública*, vol. 21: suppl. 1, p. S19-S24, 2005.

JAMES, S. J.; MELNYK, S.; FUCHS, G.; REID, T.; JERNIGAN, S.; PAVLIV, O.; HUBANKS, A.; GAYLOR, D. W. Efficacy of methylcobalamin and folinic acid treatment on glutathione redox status in children with autism1-3. *Am J Clin Nutr,* v. 89, p. 425-30, 2009.

JAMES, S. J.; CUTLER, P.; MELNYK, S.; JERNIGAN, S.; JANAK, L.; GAYLOR, D. W.; NEUBRANDER, J. A. Metabolic biomarkers of increased oxidative stress and impaired methylation capacity in children with autism1,2. *Am J Clin Nutr,* v. 80, p. 1611-7, 2004.

JAMES, S. J.; MELNYK, S.; JERNIGAN, S.; LEHMAN, S.; SEIDEL, L.; GAYLOR, D. W.; CLEVES, M. A. A functional polymorphism in the reduced folate carrier gene and DNA hypomethylation in mothers of children with autism. *Am J Med Genet B Neuropsychiatr Genet.,* v. 153B, n. 6, p. 1209-1220, 2010.

KALLUF, L. Fitoterapia Funcional: dos Princípios Ativos à Prescrição de Fitoterápicos. *VP Editora,* São Paulo, 2008.

KARUPPAGOUNDER, S. S.; XU, H.; SHI, Q.; CHEN, L. H.; PEDRINI, S.; PECHMAN, D.; BAKER, H.; BEAL, M. F.; GANDY, S. E.; GIBSON, G. E. Thiamine deficiency induces oxidative stress and exacerbates the plaque pathology in Alzheimer's mouse model. *Neurobiol Aging,* v. 30, n, 10, p. 1587-600, 2009.

KOMATSU, C. Distúrbio de atenção e déficit de memória: como melhorar nossa memória nos tempos atuais. *Revista Brasileira de Nutrição Funcional.* ed. 50, 2011.

KREBES-SMITH, S. M. Progress in improving diet to reduce cancer risk. *Cancer,* 83: 1425-32, 1998.

LAUTENSCHLAGER, N. T. É possível prevenir o desenvolvimento da demência?. *Rev. Bras. Psiquiatr.,* São Paulo, P. 22-27, 2007.

LIMA, J. A.; CATHARINO, R. R.; GODOY, H. T. Folatos em vegetais: importância, efeito do processamento e biodisponibilidade. *Alim Nutr,* Araraquara, v. 14, n. 1, p. 123-129, 2003.

LORD, R. S.; BRALLEY, J. A. Laboratory Evaluations for Integrative and Functional Medicine. Publisher: *Metametrix Institute.* 2nd edition. 2008.

LUCHSINGER, J. A.; TANG, M. X.; MILLER, J.; GREEN, R.; MAYEUX, R. Higher folate intake is related to lower risk of Alzheimer's disease in the elderly. *J Nutr Health Aging,* v. 12, n. 9, p. 648-50, 2008.

LUCHSINGER, J. A.; TANG, M. X.; SHEA, S.; RICHARD, M. Caloric Intake and the Risk of Alzheimer Disease. *Arch Neurol,* Nova York, v. 59, n. 8, p. 1258-1263, 2002.

LUZARDO, A. R.; GORINI, M. I. P. C.; SILVA, A. P. S. Características de idosos com Doença de Alzheimer e seus cuidadores: uma série de casos em um serviço de neurogeriatria. *Texto & Contexto Enferm,* Porto Alegre, v. 10, n. 2, p. 52-67, 2001.

MACHADO, J. S.; FRANK, A. A.; SOARES, E. A. Fatores dietéticos relacionados à Doença de Alzheimer. *Rev. Bras. Nutr. Clin.* Rio de Janeiro, v. 21, n. 3, p. 252-257, 2006.

MAIHARA, Vera Akiko; SILVA, Marta Gomes; BALDINI, Vera Lúcia Signoreli; MIGUEL, Ana Maria Rauen; FÁVARO, Déborah Inês Teixeira. Avaliação nutricional de dietas de trabalhadores em relação a proteínas, lipídeos, carboidratos, fibras alimentares e vitaminas. *Ciênc. Tecnol. Aliment.,* Campinas, v. 26, n. 3, jul./set. 2006.

MALAGÓN, C. M.; RODRÍGUEZ, J. R.; HERNÁNDEZ, J. J.; PARDO, R. T. Análisis del desempeño del lenguaje en sujetos con demencia tipo alzheimer (DTA). *Rev. Fac Med,* Bogotá, v. 53, n. 1, p. 3-9, 2005.

MANGILLI, Laura Davison; ANDRADE, Claudia Regina Furquim de. Botulismo e disfagia. *Pró-Fono R. Atual. Cient.,* Barueri, v. 19, n. 2, p. 19-22, 2007.

MARCHINI, J.S.; FERRIOLLI, E.; MORIGUTI, J.C. Suporte Nutricional no Paciente Idoso: Definição, diagnóstico, avaliação e intervenção. *Simpósio de Nutrição Clínica.* Ribeirão Preto, v. 31, p. 54-61, 1998.

MARQUEZI, Marcelo Luis; LANCHA-JÚNIOR, Antonio Hebert. Estratégias de reposição hídrica: revisão e recomendações aplicadas. *Rev. Paul. Educ. Fís.,* São Paulo, v. 12, n. 2, p. 219-227, jul./dez. 1998.

MARTINS, J. J.; ALBUQUERQUE, G. L.; NASCIMENTO, E. R. P.; BARRA, D. C. C.; SOUZA, W. G. A.; PACHECO, W. N. S. Necessidade de educação em saúde dos cuidadores de pessoas idosas no domicílio. *Texto & Contexto Enferm,* Florianópolis, v. 16, n. 2, p. 254-62, 2007.

MARTINS, M. T. S.; GALEAZZI, M. A. M. Alergia alimentar: considerações sobre o uso de proteínas modificadas enzimaticamente. *Artigo publicado da Revista Cadernos de Debate, uma publicação do Núcleo de Estudos e Pesquisas em Alimentação da UNICAMP,* v. IV, p. 89-110, 1996.

MATTOS, L. L.; MARTINS, I. S. Consumo de fibras alimentares em população adulta. *Rev. Saúde Pública*, v. 34, n. 1, p. 50-55, 2000.

MATTOS, P.; ALMEIDA, A. F. C. Neurotransmissão e doença de Alzheimer. *Rev. bras Neurol*, 29 (3): 71-74, 1993.

MCLAURIN, J. A.; GOLOMB, R.; JUREWICZI, A.; ANTELI, J. P.; FRASER, P. E. Inositol Stereoisomers Stabilize an Oligomeric Aggregate of Alzheimer Amyloid β Peptide and Inhibit Aβ-induced Toxicity. *The journal of biological chemistry*, v. 275, n. 24, Issue of June 16, p. 18495-18502, 2000.

MORAIS, S. M.; CAVALCANTI, I. S. B.; COSTA, S. M. O.; AGUIAR, L. A. Ação antioxidante de chás e condimentos de grande consumo no Brasil. *Rev. bras. Fármaco*, João Pessoa, v. 19, n. 1b, 2009.

MORRIS, M.C. *et al.* Dietary Fats and the Risk of Incident Alzheimer Disease. *Arch Neurol*. Chicago, v. 60, n. 2, p. 194-200, 2003.

MOURA, J. G. P. Nutrientes e terapêutica. 2 e.d. 2009.

MUNÕZ, A.M.; AGUDELO, G.M.; LOPERA, F.J. Diagnóstico del estado nutricional de los pacientes com demência tipo Alzheimer registrados no grupo de neurociências Medellín. *Biomédica*, Medeliín, v. 26, p. 113-125, 2006.

NETO, José; TAMELINI, Melissa; FORLENZA, Oreste. Diagnóstico diferencial das demências. *Rev. Psquiatr. Clinc.*, São Paulo, 2007. Disponível em: <http://www.hcnet.usp.br/ipq/revista/vol32/n3/119.html> Acesso em: 15 de nov. 2007.

NEVES, L. B.; MACEDO, D. M.; LOPES, A. C. Homocisteína. *J Bras Patol Med Lab*, v. 40, n. 5, p. 311-20, 2004.

OKELLO, E. J.; SAVELEY, S. U.; PENY, E. K. In vitro Anti-beta-secretase and dual anti-cholinesterase activities of Camellia sinensis L. (tea) relevant to treatment of dementia. *Phytotherapy Research*. Newcastle, v. 18, n. 5, p. 624-627, 2004.

OLIVEIRA, A. C.; VALENTIM, I. B.; GOULART, M. O. F.; SILVA, C. A.; BECHARA, E. J. H.; TREVISAN, M. T. S. Fontes vegetais naturais de antioxidantes. *Quím. Nova*, São Paulo, v. 32, n. 3, 2009.

OLIVEIRA, M. C.; SICHIERI, R. Fracionamento das refeições e colesterol sérico em mulheres com dieta adicionada de frutas ou fibras. *Rev. Nutr.*, Campinas, v. 17, n. 4, p. 449-459, out./dez. 2004.

OLIVEIRA, M. F.; RIBEIRO, M.; BORGES, R.; LUGINGER, S. Doença de Alzheimer: perfil neuropsicológico e tratamento. 2005. 21f. Trabalho de licenciatura – *Universidade Lusíada do Porto,* Porto, 2005.

OLIVEIRA, M. W. S. Potencial antioxidante e scavenger da taurina em concentrações fisiológicas contra espécies reativas de oxigênio e nitrogênio. *Universidade Federal do Rio Grande do Sul.* Instituto de Ciências Básicas da Saúde Departamento de Bioquímica Programa de Pós-Graduação em Ciências Biológicas: Bioquímica, Porto Alegre, 2008.

OUDSHOORN, C.; MATTACE-RASO, F. U.; VAN DER VELDE, N.; COLIN, E. M.; VAN DER CAMMEN, T. J. Higher serum vitamin D3 levels are associated with better cognitive test performance in patients with Alzheimer's disease. *Dement Geriatr Cogn Disord*, v. 25, n. 6, p. 539-43, 2008.

PANIZ, C.; GROTTO, D.; SCHMITT, G. C.; VALENTINI, J.; SCHOTT, K. L.; POMBLUM, V. J.; GARCIA, S. C. Fisiopatologia da deficiência de vitamina B12 e seu diagnóstico laboratorial. *J Bras Patol Med Lab,* v. 41, n. 5, p. 323-34, 2005.

PANSANI, M. C. Influência da deficiência de taurina no coração. Dissertação Mestrado Faculdade de Medicina de Botucatu, *Universidade Estadual Paulista,* 2010.

PASCHOAL, V.; MARQUES, N.; BRIMBERG, P.; DINIZ, S. Suplementação funcional magistral: dos nutrientes aos compostos bioativos. 1º ed. São Paulo: *VP Editora*, 2008.

PELÁEZ, R. B.; BRESMES, I. B.; VILÀ, M. P. Papel de la nutrición en la prevención y evolución de la enfermedad de Alzheimer. *Nutr. Clin. Med,* v. 4, n. 2, p. 98-107, 2010.

PIVI, G. A. K.; SILVA, R. V.; JULIANO, Y.; NOVO, N. F.; OKAMOTO, I. H.; BRANT, C. Q.; BERTOLUCCI, P. H. F. A prospective study of Nutrition Education and Oral Nutritional Supplementation in patients with Alzheimer's Disease. *Nutrition Journal*, v. 10, n. 98, 2011.

QUEIROZ, F. M.; NASCIMENTO, M. A.; SCHWARZ, A. Estudo preliminar in vitro da atividade antiacetilcolinesterásica de tratamento da Doença de Alzheimer, v. 06, n. 01, p. 1983-4209, 2011.

RAMASSAMY. C.; BELKACÉMI, A. Nutrition and Alzheimer's Disease: Is There Any Connection?. *Current Alzheimer Research*. v. 8, n. 5, p. 443-4, 2011.

REIS, N. T. Nutrição clínica: interações. 6. ed. Rio de Janeiro: *Rubi*, 2004. 300p.

168 | Nutrição para doença de ALZHEIMER

RIQUE, A. B. R.; SOARES, E. A.; MEIRELLES, C. M. Nutrição e exercício na prevenção e controle das doenças cardiovasculares. *Rev. Bras Med Esporte*, v. 8, n. 6, 2002.

ROBERTO, T. S.; MAGNONI, D.; CUKIER, C. Aplicações clínicas das vitaminas do complexo B.

ROSSI, L.; TIRAPEGUI, J. Implicações do Sistema Serotoninérgico no Exercício Físico. *Arq Bras Endocrinol Metab*, v. 48, n. 2, p. 227-233, 2004.

RUGGIERO, G. M.; ROSA, M. A.; MELLO, M. F. Mecanismo de Ação do Lítio: O Papel do Fosfatidil Inositol. *Rev. Neuropsiq da Infância e Adolescência*, v. 2, n. 3, p. 34-41, 1994.

SALGUEIRO, J. B. Influências do sistema noradrenérgico mas não do sistema dopaminérgico sobre a consolidação da memória da tarefa labirinto radial de oito braços. *Universidade Federal do Rio Grande do Sul*. Instituto de Ciências Básicas da Saúde Departamento de Fisiologia, Porto Alegre, 2001.

SANDERS, L. M.; ZEISEL, S. H. Choline: Dietary Requirements and Role in Brain Development. *Nutr Today*, v. 42, n. 4, p. 181-186, 2007.

SANTINONI, E. Neurotransmissores, compulsão alimentar, vício em alimentos palatáveis e controle do peso corporal: uma possível modulação nutricional. *Revista Brasileira de Nutrição funcional*. ano 12. ed. 49. 2011.

SAYEG, N. Disponível em: <http://www.alzheimermed.com.br>. Acesso em: 10 jan. 2008.

SCARMEAS, N.; STERN, Y.; TANG, M.; MAYEUX, R.; LUCHSINGER, J. A. Mediterranean Diet and Risk for Alzheimer's Disease. *Annals of Neurology*, Nova York, v. 59, n. 6, p. 912-921, 2006.

SCAZUFCA, M.; MENEZES, P.; VALLADA, H. P.; CREPALDI, A.L.; VALERO, M.; COUTINHO, L.; RIENZO,V.; ALMEIDA,O. High prevalence of dementia among older adults from poor socioeconomic backgrounds in São Paulo, Brazil. *International Psychogeriatric*, v. 20, n. 2, p. 394-405, 2007.

SCHULZ, J. B.; LINDENAU, J.; SEYFRIED, J.; DICHGANS, J. Glutathione, oxidative stress and neurodegeneration. *Eur. J. Biochem,* v. 267, p. 4904-4911, 2000.

SERENIKI, A. & VITAL, M. A. B. F. A doença de Alzheimer: aspectos fisiopatológicos e farmacológicos. *Rev. Psiquiatr*, Rio Gd. Sul, v. 30, n. 1, suppl. 0, 2008.

SHALDUBINA, A.; BUCCAFUSCA, R.; JOHANSON, R. A.; AGAM†, G.; BELMAKER, R. H.; BERRY, G. T.; BERSUDSKY, Y. Behavioural phenotyping of sodium-myo-inositol cotransporter heterozygous knockout mice with reduced brain inositol. *Genes, Brain and Behavior* n. 6, p. 253-259, 2007.

SHAMI, N. J. I. E.; MOREIRA, E. A. M. Licopeno como agente antioxidante. *Rev. Nutr.*, Campinas, v. 17, n. 2, 2004.

SILVA, D. W.; DAMASCENO, B. P. Dementia in patients of UNICAMP University Hospital. *Arq Neuro-Psiquiatr*, São Paulo, v. 60, n. 4, P. 966-999, 2002.

SILVA, I. C. B. Prevalência do polimorfismo R72P no gene TP53 E C677T / A 1298C do gene da metilenotetrahidrofolato redutase (MTHFR) em mulheres judias ashkenazi de porto alegre. *Universidade Federal do Rio Grande do Sul.* Faculdade de Medicina. Programa de Pós-Graduação em Medicina: Ciências Médicas, Dissertação de Mestrado, Porto Alegre, 2011.

SOARES, C. Consumo de polifenóis na gestação. *Revista Brasileira de Nutrição Funcional.* ed. 50, 2011.

SOFIC, E.; COPRA-JANICIJEVIC, A.; SALIHOVIC, M.; TAHIROVIC, I.; KROYER, G. Screening of medicinal plant extracts for quercetin-3rutinoside (rutin) in Bosnia and Herzegovina. Medicinal Plants – *International Journal of Phytomedicines and Related Industries.* Austria, v. 2, n. 2, 2010.

SOLÉ, D.; SILVA, L. R.; ROSÁRIO FILHO, N. A.; SARNI, R. O. S. Consenso Brasileiro sobre Alergia Alimentar: 2007. *Rev. bras alerg Imunopatol*, v. 31, n. 2, 2008.

SOUZA *et al.* Nutrição e Disfagia: Guia para profissionais. 1 ed. Curitiba: *Nutroclínica*, p. 60, 2003.

SPINELLI, Mônica Glória Neumann; GOULART, Rita Maria Monteiro; SANTOS, Arali Luiza Primo; GUMIERO, Ludimila Di Carla; FARHUD, Claudia Carvalheira; FREITAS, Érica Barbosa de; DANTAS, Ludmila Ferreira. Consumo alimentar de crianças de 6 a 18 meses em creches. *Rev. Nutr.*, Campinas, v. 16, n. 4, p. 409-414, out./dez. 2003.

STEFANELLO, F. M. Metionina altera parâmetros bioquímicos e comportamentais em ratos: estudos *in vitro e in vivo. Universidade Federal do Rio Grande do Sul.* Instituto de Ciências Básicas da Saúde Programa de Pós--Graduação em Ciências Biológicas: Bioquímica, Porto Alegre, 2008.

TACO – Tabela Brasileira de Composição de alimentos / NEPA-UNICAMP. Versão II 2. ed. Campinas, SP: *NEPA-UNICAMP*, 2006.

THOMAZ, F. S.; BORSOI, G. L.; VIEBIG, R. F. Influência da prática de exercícios físicos na Doença de Alzheimer. *Revista Digital,* Buenos Aires, ano 13 – n. 123, 2008. Disponível em: <http://www.efdeportes.com/efd123/pratica-de-exercicios-fisicos-na-doenca-de-alzheimer.htm>.

TRAMONTINO, V. S.; NUÑEZ, J. M. C.; TAKAHASHI, J. M. F. K.; SANTOS-DAROZ, C. B.; RIZZATTI-BARBOSA, C. M. Nutrição para idosos. *Revista de Odontologia da Universidade Cidade de São Paulo,* v. 21, n. 3, p. 258-67, 2009.

TREVISAN, M. T. S.; MACEDO, F. V. V. Seleção de plantas com atividade anticolinasterase para tratamento da doença de Alzheimer. *Quim. Nova,* v. 26, n. 3, p. 301-304, 2003.

TRUELSEN, D.; GRONBAEK, M. Amount and type of alcohol and risk of dementia. *Neurology,* Chicago, v. 59, n. 4, p. 1313-1319, 2002.

UEHARA, S. K.; ROSA, G. Associação da deficiência de ácido fólico com alterações patológicas e estratégias para sua prevenção: uma visão crítica. *Rev. Nutr.,* Campinas, v. 23, n. 5, p. 881-894, 2010.

USDA – United States Department of Agriculture. *Agriculture Research Service.* Nutrient Database for Standard Reference, Release 24, 2011. Disponível em: <http://www.nal.usda.gov/fnic/foodcomp/search/>. Acesso em: 02 jan. 2012.

VALÉRIO, E. A.; PINHEIRO, V. C. S. Plantas medicinais e aromáticas. Secretaria de Estado da Educação Superintendência da Educação. *Universidade Estadual de Maringá.* Programa de Desenvolvimento Educacional, Maringá 2008/2009.

VEGA, G. D. Enfermedad de Alzheimer y ácido alfa-lipoico. *Investigación en Salud,* Guadalajara, México, v. VI, n. 2, p. 73, 2004.

VENÂNCIO, L. S.; BURINI, R. C.; YOSHIDA, W. B. Tratamento dietético da hiper-homocisteinemia na doença arterial periférica. *J Vasc Bras,* v. 9, n. 1, p. 28-41, 2010.

VIEBIG, R. F. Consumo de frutas e hortaliças e funcionamento cognitivo em idosos. Tese (doutorado em Ciências). *Faculdade de Medicina da Universidade de São Paulo*, São Paulo, 2010.

VIEGAS JUNIOR, C.; BOLZANI,V. S.; FURLAN, M.; FRAGA, C. A. M.; BERREIRO, E. J. Produtos naturais como candidatos a fármacos úteis no tratamento do Mal de Alzheimer. *Quím Nova*, São Paulo, v. 27, n. 4, p. 655-660, 2004.

VITOLO, Márcia R.; CAMPAGNOLO, Paula D. B.; GAMA, Cíntia M. Fatores associados ao risco de consumo insuficiente de fibra alimentar entre adolescentes. *J Pediatr (Rio J)*. v. 83, n. 1, p. 47-52, 2007.

WRIGHT, A. J. A.; DAINTY, J. R.; FINGLAS, P. M. Folic acid metabolism in human subjects revisited: potential implications for proposed mandatory folic acid fortification in the UK. *British Journal of Nutrition*, v. 98, p. 667-675, 2007.

ZAPPELLINI, E. M. S.; Aspectos relevantes para formação do estudante de nutrição: a dietoterapia na neurotransmissão. Dissertação (Mestrado em Engenharia de Produção) – Programa de Pós-Graduação em Engenharia de Produção. *Universidade Federal de Santa Catarina*. Curitiba, 2002.

ZEISEL, S. H. Choline: Needed for Normal Development of Memory. *Journal of the American College of Nutrition*, v. 19, n. 5, p. 528S-531S, 2000.

ZEISEL, S. H. Review Nutritional Importance of Choline for Brain Development. *Journal of the American College of Nutrition*, v. 23, n. 6, p. 621S-626S, 2004.

ZHANG, Q.; YANG, G.; LI, W.; FAN, Z.; SUNC, A.; LUO, J.; KE, Z. J. Thiamine deficiency increases β-secretase activity and accumulation of β-amyloid peptides. *Neurobiology of Aging*, v. 32, p. 42-53, 2011.

Parte III

ABBAS, R. J. Effect of Using Fenugreek, Parsley and Sweet Basil Seeds as Feed Additives on the Performance of Broiler Chickens. *International Journal of Poultry Science*, v. 9, n. 3, p. 278-282, 2010.

ABRIL COLEÇÕES. A grande cozinha: saladas. 8 rd ed. 2007.

AFSHARI, H.; TAJABADIPOUR, A.; MOGHADAM, M. M.; HOKMABADI, H.; LAE, G. Studying Some Compounds Existing in Pistachio Fruits and the Effect of Pollen Grains of Different Male Genotypes on the Changes in Their Quantity. *World Applied Sciences Journal*, v. 5, n. 1, p. 105-110, 2008.

AĞAOĞLU, S.; DOSTBİL, N.; ALEMDAR, S. Antimicrobial Effect of Seed Extract of Cardamom (Elettarıa cardamomum Maton). *YYÜ Vet Fak Derg*, v. 16, n. 2, p. 99-101, 2005.

AGGARWAL, B. B. & KUNNUMAKKARA, A. B. Molecular targets and therapeutic uses of spices: modern uses for ancient. *World Scientific*, 2009.

AGUIAR, A. P. S.; CAIRES, L. P.; MAEKAWA, L. E.; VALERA, M. C.; KOGA-ITO, C. Y. Avaliação in vitro da ação do Extrato Glicólico de Gengibre sobre Candida albicans. *Revista de Odontologia da Universidade Cidade de São Paulo*, v. 21, n. 2, p. 144-9, 2009.

AKHONDZADEH, S.; SABET, M. S.; HARIRCHIAN, M. H.; TOGHA, M.; CHERAGHMAKANI, H.; RAZEGHI, S.; HEJAZI, S. S.; YOUSEFI, M. H.; ALIMARDANI, R.; JAMSHIDI, A.; REZAZADEH, S.; YOUSEFI, A.; ZARE, F.; MORADI, A.; VOSSOUGHI, A. A 22-week, multicenter, randomized, double-blind controlled trial of Crocus sativus in the treatment of mild-to-moderate Alzheimer's disease. *Psychopharmacology*, v. 207, p. 637-643, 2010.

BAY BOOKS. Delicious vegetarian food. *The confidente cooking promise of success*. 2003.

CARDOSO, J.; MARTINS, J.; BENITES, J.; CONTI, T.; SOHN, V. Uso de alimentos termogênicos no tratamento da obesidade. *Universidade Federal do Rio de Janeiro*. Rio de Janeiro, 2010.

CARVALHO, O. T. Carotenóides e composição centesimal de ervilhas (Pisum sativum L.) cruas e processadas. Dissertação (Mestrado em Bromatologia) – Faculdade de Ciências Farmacêuticas, *Universidade de São Paulo*, São Paulo, 2007. Disponível em: <http://www.teses.usp. br/teses/disponiveis/9/9131/tde-27012009-095048/>. Acesso em: 08-01-2012.

CRAIG, W. J. Health-promoting properties of common herbs. *Am J Clin Nutr*, v. 70, p. 491S-9S, 1999.

DRAGLAND, S.; SENOO, H.; WAKE, K.; HOLTE, K; BLOMHOFF, R. Several Culinary and Medicinal Herbs Are Important Sources of Dietary Antioxidants. *J. Nutr.*, v. 133, p. 1286-1290, 2003.

ERINÇ, H.; TEKIN, A.; ÖZCAN, M. M. Determination of fatty acid, tocopherol and phytosterol contents of the oils of various poppy (Papaver somniferum L.) seeds. *Grasas y aceites*, v. 60, n. 4, p. 375-381, 2009.

FRYDMAN-MAROM, A.; LEVIN, A.; FARFARA, D.; BENROMANO, T.; SCHERZER-ATTALI, R.; PELED, S.; VASSAR, R.; SEGAL, D.; GAZIT, E.; FRENKEL, D.; OVADIA, M. Orally Administrated Cinnamon Extract Reduces b- Amyloid Oligomerization and Corrects Cognitive Impairment in Alzheimer's Disease Animal Models, 2011. Disponível em: <http://www.plosone.org>. Acesso em: 15 fev. 2011.

FURTADO, R. A. Avaliação do efeito do ácido rosmarínico sobre os danos de dna induzidos por diferentes mutágenos em células de mamíferos. Dissertação (Mestrado em Nutrição em Saúde Pública) – Programa de Pós--Graduação em Ciências. *Unifran*. São Paulo, 2010.

GALVÃO, E. L.; SILVA, D. C. F.; SILVA, J. O.; MOREIRA, A. V. B.; SOUSA, E. M. B. D. Avaliação do potencial antioxidante e extração subcrítica do óleo de linhaça. *Ciênc. Tecnol. Aliment.,* Campinas, v. 28, n. 3, p. 551-557, 2008.

GRANT, A. Vegetarian pregnancy & baby book. *Mitchell Beazley.* 2005.

HERRERA, O. M. Produção, economicidade e parâmetro energéticos do cogumelo Agaricus blazei: um enfoque de cadeia produtiva. Tese (doutorado). *Faculdade de Ciências Agronômicas da UNESP*, São Paulo, 2001.

HOSSEINZADEH, H.; KARIMI, G. R.; AMERI, M. Effects of Anethum graveolens L. seed extracts on experimental gastric irritation models in mice. *BMC Pharmacology,* 2002. Disponível em: <http://www.biomedcentral.com/1471-2210/2/21>. Acesso em: 15 fev. 2011.

ISHIKAWA, T.; KUDO, M.; KITAJIMA, J. Water-Soluble Constituents of Dill. *Chem. Pharm. Bull*, v. 50, n. 4, p. 501-507, 2002.

IUVONE, T.; FILIPPIS, D.; ESPOSITO, G.; D'AMICO, A.; IZZO, A. A. The Spice Sage and Its Active Ingredient Rosmarinic Acid Protect PC12 Cells from Amyloid-β Peptide-Induced Neurotoxicity. *The journal of pharmacology and experimental therapeutics*, v. 317, n. 3, 2006.

JALES, F. E. B.; CUNHA, E. M.; DINIZ FILHO, E. T.; PEREIRA, D. S.; COSTA, Y. C. S. Estudo do desemvolvimento do coentro (cv verdão) cultivado com o húmus de minhoca vermelha da Califórnia. *Revista Verde (Mossoró – RN – Brasil),* v. 1, n. 2, p. 34-40, 2006 .

KAUR, G. J.; ARORA, D. S. Antibacterial and phytochemical screening of Anethum graveolens, Foeniculum vulgare and Trachyspermum ammi. *BMC Complementary and Alternative Medicine,* v. 9, n. 30, 2009.

KOKSAL, O.; GUNES, E.; OZER, O. O.; OZDEN, M. Analysis of effective factors on information sources at Turkish Oregano farms. *African Journal of Agricultural Research*, v. 5, n. 2, p. 142-149, 2010.

LICHTENTHALER, A. G. Efeito comparativo de dietas ricas em linhaça marrom e dourada no câncer de mama. Dissertação (Mestrado em Nutrição em Saúde Pública) – Programa de Pós-Graduação em Nutrição em Saúde Pública. *Universidade de São Paulo*. São Paulo, 2009.

LUPATINI, E. S. Elaboração de um produto funcional diferenciado, à base de fibras, ervas e sementes oleaginosas. Trabalho apresentado como requisito parcial para obtenção do título de Bacharel no curso de Nutrição da *Faculdade Assis Gurgacz (FAG)*, Cascavel, 2006.

SANO, S. M.; VIVALDI, L. J.; SPEHAR, C. R. Diversidade morfológica de frutos e sementes de baru (dipteryx alata vog.). *Pesq. Agropec. Bras.*, Brasília, v. 34, n. 4, p. 513-518, 1999.

MARTINS, B. A.; PIMENTEL, N. M.; MENEZZI, C. H. D.; SCHMIDT, F. L. Processamento de Baru (Dipteryx alata Vog.) – Estado da Arte. *VI ENEDS* – Campinas, 2009.

KALLUF, L. Fitoterapia Funcional: dos Princípios Ativos à Prescrição de Fitoterápicos. *VP Editora*, São Paulo, 2008.

MAROUFI, K.; FARAHANI, H. A.; DARVISHI, H. H. Importance of Coriander (Coriandrum Sativum L.) Between the Medicinal and Aromatic Plants. *Advances in Environmental Biology*, v. 4, n. 3, p. 433-436, 2010.

MILLER, L. G. Herbal Medicinals: Selected Clinical Considerations Focusing on Known or Potential Drug-Herb Interaction. *Arch intern med*, v. 158, 1998.

MOURA, P. L. C.; Determinação de elementos essenciais e tóxicos em cogumelos comestíveis por análise por ativação com nêutrons. Dissertação (Mestrado em Ciências na Área de Tecnologia Nuclear-Aplicações). *Instituto de Pesquisas Energéticas e Nucleares da Universidade de São Paulo*. São Paulo, 2008.

MUCHTARIDI, A. S.; APRIYANTONO, A.; MUSTARICHIE, R. Identification of Compounds in the Essential Oil of Nutmeg Seeds (Myristica fragrans Houtt.) That Inhibit Locomotor Activity in Mice. *Int. J. Mol. Sci.*, v. 11, p. 4771-4781, 2010.

NAHÁS, E. A. P.; NAHÁS NETO, J.; LUCA, L. A.; TRAIMAN, P.; PONTES, A.; DALBEN, I. Efeitos da Isoflavona Sobre os Sintomas Climatéricos e o Perfil Lipídico na Mulher em Menopausa. *RBGO*, v. 25, n. 5, p. 337-343, 2003.

NASCIMENTO, V. T.; LACERDA, E. U.; MELO, J. G.; LIMA, C. S. A.; AMORIM, E. L. C.; ALBUQUERQUE, U. P. Controle de qualidade de produtos à base de plantas medicinais comercializados na cidade do Recife-PE: erva-doce (Pimpinella anisum L.), quebra-pedra (Phyllanthus spp.), espinheira santa (Maytenus ilicifolia Mart.) e camomila (Matricaria recutita L.). *Rev. bras.pl.med.*, Botucatu, v. 7, n. 3, p. 56-64, 2005.

NOAKES, M. & CLIFTON, P. The CSIRO total wellbeing diet. *Penguin group.* 2005.

OLIVEIRA, R. A.; REIS, T. V.; SACRAMENTO, C. K.; DUARTE, L. P.; OLIVEIRA, F. F. Constituintes químicos voláteis de especiarias ricas em eugenol. *Revista Brasileira de Farmacognosia,* v. 19, n. 3, p. 771-775, 2009.

PAPANDREOU, M. A.; KANAKIS, C.; POLISSIOU, M. G.; EFTHIMIOPOULOS, S.; CORDOPATIS, P.; MARGARITY, M.; LAMARI, F. N. Inhibitory activity on amyloid-beta aggregation and antioxidant properties of Crocus sativus stigmas extract and its crocin constituents. *J Agric Food Chem,* v. 15, p. 8762-8768, 2006.

PIMENTEL, G. D. O papel dos alimentos funcionais na prevenção de doenças crônicas não transmissíveis. *Revista Medica Ana Costa,* v. 11, n. 1, 2006

PINTÃO, A. M.; SILVA, I. F. A verdade sobre o açafrão. Workshop Plantas Medicinais e Fitoterapêuticas nos Trópicos. *IICT /CCCM,* 29, 30 e 31 de Outubro de 2008.

QIU, J.; WANG, D.; XIANG, H.; FENG, H.; JIANG, Y.; *et al.* Subinhibitory Concentrations of Thymol Reduce Enterotoxins A and B and a-Hemolysin Production in Staphylococcus aureus Isolates. *Plos one, v.* 5, n. 3, 2010.

RAQUEL, R. B.; NEGRELLEI; E. R. S.; ELPOII, N. G. A. Rücker. Análise prospectiva do agronegócio gengibre no estado do Paraná. *Hortic. Bras.,* v. 23 n. 4, 2005.

RG NUTRI. Disponível em: <http://www.rgnutri.com.br/>. Acesso em: 11 fev. 2011.

ROSE, S. Vitamins & minerals. *Bounty Books.* 2003.

SAID-AL AHL, H. A. H.; OMER, E. A.; NAGUIB, N. Y. Effect of water stress and nitrogen fertilizer on herb and essential oil of oregano. *Int. Agrophysics,* v. 23, p. 269-275, 2009.

SANIBAL, E. A. A.; MANCINI FILHO, J. Perfil de ácidos graxos trans de óleo e gordura hidrogenada de soja no processo de fritura. *Ciênc. Tecnol. Aliment.* Campinas, v. 24, n. 1, p. 027-031, 2004.

SAXELBY, C. & PLUMMER, J. The nutrition for life cookbook zest : more than 120 recipes for vitality and good health. *Hardie Grant Books.* 2007.

SHERIDAN, M. J.; COOPER, J. N.; ERARIO, M.; CHEIFETZ, C. E. Pistachio Nut Consumption and Serum Lipid Levels. *Journal of the American College of Nutrition,* v. 26, n. 2, p. 141-148, 2007.

176 | Nutrição para doença de ALZHEIMER

SIGRIST, M. S. Divergência genética em Curcuma longa L. utilizando marcadores microssatélites e agromorfológicos. Dissertação (Mestrado em Genética, Melhoramento Vegetal e Biotecnologia) – pós-graduação – *IAC*. Campinas, 2009.

SILVA, J. B.; SCHLABITZ, C.; SOUZA, C. F. V. Utilização tecnológica de semente de abóbora na elaboração de biscoitos fontes de fibra alimentar e sem adição de açúcar. *Universidade Tecnológica Federal do Paraná*, v. 04, n. 01, p. 58-71, 2010.

SILVA-FILHO, C. R. M., Souza A. G., Conceição, M. M., Silva, T. G., Silva, T. M. S., Ribeiro, A. P. L. Avaliação da bioatividade dos extratos de curcuma (*Curcuma longa L.*, Zingiberaceae) em *Artemia salina e Biomphalaria glabrata. Rev. Bras Farmacogn*, n. 19, v. 4, 2009.

SOARES, L. L.; PACHECO, J. T.; BRITO, C. M.; TROINA, A. A.; BOAVENTURA, G. T.; GUZMÁN-SILVA, M. A. Avaliação dos efeitos da semente de linhaça quando utilizada como fonte de proteína nas fases de crescimento e manutenção em ratos. *Rev. Nutr.*, v. 22, n. 4, Campinas, 2009.

SPEVACK, Y. Organic cookbook. Edition Lorenz Book. *Annes Publishing Ltd*, London, 2006

STANTON, R. Complete book of food and nutrition. *Simon & Schuster Australia*. 3 rd ed. 2007.

STEFANELLO, R. Efeito da luz, temperatura e estresse hídrico no potencial fisiológico de sementes de anis, funcho e endro. Dissertação (mestrado) – *Universidade Federal de Santa Maria*, 2005.

TACO – Tabela Brasileira de Composição de alimentos / *NEPA-UNICAMP*. Versão II 2. ed. Campinas, SP: NEPA-UNICAMP, 2006.

TAVELLA, L. B.; GALVÃO, R. O.; FERREIRA, R. L. F.; ARAÚJO NETO, S. E.; NEGREIROS, J. E. S. Cultivo orgânico de coentro em plantio direto utilizando cobertura viva e morta adubado com composto. *Revista Ciência Agronômica*, v. 41, n. 4, p. 614-618, 2010.

USDA – United States Department of Agriculture. *Agriculture Research Service.* Nutrient Database for Standard Reference, Release 24, 2011. Disponível em: <http://www.nal.usda.gov/fnic/foodcomp/search/>. Acesso em: 2 jan. 2012.

VAN STRATEN, M. The omega 3 cookbook. 2007.

WIKIPÉDIA. Disponível em: <http://pt.wikipedia.org/>. Acesso em: 11 fev. 2011.